Geschichte des Central-Vereins Deutscher Zahnärzte

1859—1909

Von

Julius Parreidt
Zahnarzt in Leipzig

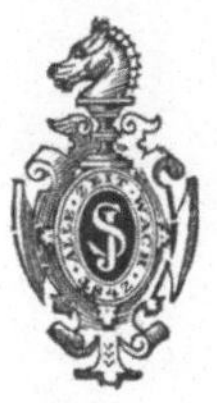

Springer-Verlag Berlin Heidelberg GmbH
1909

ISBN 978-3-662-40524-6 ISBN 978-3-662-41001-1 (eBook)
DOI 10.1007/978-3-662-41001-1

Softcover reprint of the hardcover 1st edition 1909

Den Mitgliedern

des

V. Internationalen Zahnärztlichen Kongresses

in Berlin, 23.—28. August 1909,

dargeboten

vom

Central-Verein Deutscher Zahnärzte.

Vorwort.

Das 50 jährige Bestehen des Central-Vereins Deutscher Zahnärzte hat den Wunsch nach einer Geschichte dieses Vereins rege gemacht, und die Tagung des V. Internationalen Zahnärztlichen Kongresses in Berlin zur Feier des 50 jährigen Jubiläums des Central-Vereins schien das Verlangen einer Festschrift zu diesem Jubiläum zu rechtfertigen.

Eine solche Festschrift hätte bestehen können aus wissenschaftlichen Beiträgen über die verschiedenen Richtungen der Zahnheilkunde, und eine kurze Geschichte des Central-Vereins hätte diesen Beiträgen vorausgeschickt werden können. Da indes solche wissenschaftliche Beiträge als Vorträge beim Kongreß reichlich zusammenkommen, so schien es erwünschter, der Geschichte des Central-Vereins eine größere Ausdehnung zu geben und sie zugleich als Festschrift zu benutzen.

Im November 1906 forderte mich der Vorsitzende des Central-Vereins, Prof. Walkhoff, auf, die Geschichte des Vereins zu schreiben, und da ich seit 1876 allen Versammlungen außer einer einzigen beigewohnt, auch seit 1884 fast an allen Vorstandssitzungen teilgenommen habe und seit 1885, während der Amtszeit von sechs ersten Vorsitzenden, Schriftleiter der Vereinszeitschrift bin, so glaubte ich mich der Aufgabe nicht entziehen zu dürfen.

Was die Darstellung betrifft, so habe ich den Stoff in der Reihenfolge geordnet, wie er sich in der Vereinszeitschrift darbot, also gewissermaßen eine Chronik des Vereins geschrieben. Hätte ich dem Stoffe gemäß Einteilung treffen wollen, wie ich es versucht habe, so würde mehr eine Geschichte der Zahnheilkunde in Deutschland als eine Geschichte des Vereins zustande gekommen sein. Um jedoch nicht eine trockene Chronik zu liefern, mußten die wissenschaftlichen Leistungen des Vereins gewürdigt werden, d. h. ich mußte aus den Arbeiten der Vereinszeitschrift, die einen wissenschaftlichen Fortschritt bedeuten, den wesentlichen Inhalt mitteilen. Ich glaube mich dabei kurz genug gefaßt und Wesentliches nicht übergangen zu haben. Nur die Kasuistik habe ich wenig berücksichtigt. So ist ein mosaikartiges Gefüge der Darstellung entstanden. Wenn man Berichte anderer Vereine und den Inhalt anderer Fachzeitschriften als der des Central-Vereins vermissen sollte, so wolle man bedenken, daß ich es mit der Geschichte des Central-Vereins, nicht mit derjenigen anderer Vereine und nur teilweise mit der Geschichte der Zahnheilkunde überhaupt zu tun hatte.

Möge diese kleine Arbeit beitragen, den Sinn für wissenschaftliches Streben und für freundschaftlichen, kollegialen Verkehr zu fördern, wie ihn der Central-Verein 50 Jahre geboten hat.

Leipzig, im April 1909.

Jul. Parreidt.

Inhalt.

Die zahnärztlichen Verhältnisse in Deutschland um die Mitte des vorigen Jahrhunderts.

Um die Mitte des vorigen Jahrhunderts war die Zahl der Zahnärzte noch sehr gering. In Preußen zählte man im Jahre 1850 103 Zahnärzte. Im Gebiete des heutigen Deutschen Reiches dürfte es nicht viel mehr als 250 gegeben haben.

Die Ausbildung der Zahnärzte war insofern verschieden, als diese zum Teil aus der Klasse der promovierten Ärzte, zum Teil aus Wundärzten 1. Klasse und zum größten Teile aus Wundärzten 2. Klasse, die es damals in den meisten deutschen Staaten gab, hervorgingen. In manchen Staaten konnte sich jeder Angehörige der genannten Klassen Zahnarzt nennen, ohne eine spezialistische Prüfung abgelegt zu haben. In Preußen mußten sie vor einem in die Prüfungskommission zugezogenen Zahnarzte gewisse technische Fertigkeit nachweisen. Es gab besondere Vorschriften für die Prüfung von Zahnärzten. Wer nicht bereits Arzt oder Wundarzt war, mußte den Nachweis beibringen, daß er zwei Jahre Vorlesungen gehört hatte über Anatomie, allgemeine und spezielle Chirurgie, Operationslehre, Arzneimittellehre und chirurgische Klinik und „womöglich" Zahnarzneikunde. Die bis jetzt bestehenden Vorschriften unterscheiden sich nicht wesentlich von den damaligen Forderungen. Nur das Füllen der Zähne ist dazugekommen, das damals nicht mit erwähnt worden ist; auch die Vorbildung ist von der Reife für Tertia auf die von Prima gehoben worden. Den 1. Oktober 1909 tritt jedoch eine neue Prüfungsordnung in Kraft, wonach das Reifezeugnis eines Gymnasiums und 3 1/2 Jahre Universitätsstudium gefordert werden und die Prüfungen sehr eingehend und umfangreich sind.

In Bayern kamen 1853 neue gesetzliche Bestimmungen hinsichtlich der Ausübung der Zahnheilkunde heraus. § 1 lautete: Die Ausübung der Zahnarzneikunde steht zunächst nur den zur

Praxis berechtigten Ärzten und Chirurgen zu. § 2. Außerdem kann die Erlaubnis zur Ausübung dieser Heilkunde von den Kreisregierungen auch solchen Individuen erteilt werden, welche hierfür eine besondere theoretische und praktische Vorbildung genossen und ausgewiesen haben. § 3. Die theoretische Ausbildung ist nach erlangtem Absolutorium wenigstens einer vollständigen Lateinschule an einer Universität zu suchen und hat sich zu erstrecken a) auf das Studium der Anatomie, namentlich des Hauptes und der Mastikationsorgane, b) auf die Vorlesungen über chirurgische Operationen und c) über chirurgische Operationslehre, besonders in Beziehung auf alle vorkommenden Zahnoperationen. § 4. Die praktische Ausbildung in der Technik der Zahnarzneikunde, besonders in Beziehung auf Verfertigen, Einsetzen und Befestigen künstlicher Zähne ist bei einem wissenschaftlich gebildeten Zahnarzte zu erwerben und durch Vorlage eines desfallsigen Zeugnisses nachzuweisen. § 5. Die Prüfung hinsichtlich der theoretischen und praktischen Ausbildung erfolgt bei der medizinischen Fakultät einer der drei Landesuniversitäten (also ohne Hinzuziehung eines Zahnarztes).

Für Hamburg schildert E. Kranner die Verhältnisse folgendermaßen (Mitteilungen des Central-Vereins Deutscher Zahnärzte 1860): „Vor nicht allzu langer Zeit bedurfte man nur eines Erlaubnisscheines vom Stadtphysikus, und man war Zahnarzt; einige Schulkentnisse waren hinreichend, um zur Ausübung eines Berufes zugelassen zu werden, dessen Wichtigkeit jetzt in höheren Kreisen mehr und mehr der Beachtung gewürdigt wird. Infolge des leichten Erlangens einer zahnärztlichen Konzession befinden sich denn noch bei uns einige Damen als Vertreterinnen des zahnärztlichen Berufes.“ Die höchste Medizinalbehörde hat sich dann auch entschlossen, mehr der Neuzeit entsprechende Bedingungen aufzustellen. Doch auch diese waren ungenügend. Ein kurzer Besuch der Hamburger Anatomie sowie ein oberflächlicher Lehrkurs bei einem Hamburger Arzte setzten den Aspiranten in den Stand, sich zum Examen zu melden. Der Hamburger Verein hatte darum bald nach seiner Gründung nichts Wichtigeres zu tun, als beim Gesundheitsrate eine Bittschrift um bessere Bestimmungen einzureichen. Darauf ist ein die zahnärztliche

Praxis normierendes Gesetz gegeben worden, wonach zur Ausübung der Zahnheilkunde berechtigt waren außer denjenigen Personen, die als Zahnärzte admittiert worden sind, noch die zur chirurgischen Praxis berechtigten Ärzte und Wundärzte 1. und 2. Klasse. Dem Gesundheitsrate wurden zum Zwecke der zahnärztlichen Prüfungen und Gutachten zwei Zahnärzte beigeordnet, die Prüfung wurde von dem chirurgischen Mitgliede und den beiden Zahnärzten vorgenommen.

Den Wundärzten 2. Klasse war erlaubt, die zahnärztliche Praxis auszuüben. Diese Erlaubnis deuteten manche Wundärzte so, daß sie sich auch Zahnarzt nennen dürften, und brachten deshalb Schilder mit dem Titel Zahnarzt an ihren Wohnungen an. Darüber führte der Hamburger Verein wieder Klage und erreichte, daß den Wundärzten, die die zahnärztliche Prüfung nicht gemacht hatten, die Benennung Zahnarzt untersagt wurde.

Man sieht, schon die damaligen Zahnärzte waren darauf bedacht, höhere Vorbildung und gründlichere Fachausbildung anzustreben. So findet sich auch im Dezemberhefte des „Zahnarzt" 1847 ein Artikel, worin Schmedicke überzeugend nicht nur für höhere Schulbildung, sondern auch für dreijähriges Fachstudium eintritt, ein Ziel, das erst 1889 erreicht worden ist.

An den Universitäten gab es zu praktischen Übungen keine Gelegenheit, deshalb kündigte Schmedicke in Berlin Privatkurse an. Theoretische Vorlesungen über Zahnheilkunde hielt in Würzburg der Ophthalmolog Prof. v. Welz („Zahnarzt" 1853, S. 218) an Stelle des erkrankten Professors der Zahnheilkunde Dr. Ringelmann, der 1854 im Alter von 78 Jahren starb („Zahnarzt" 1854, S. 351). In Berlin eröffnete Dr. Albrecht in den Räumen der Gräfeschen Augenklinik ein Klinikum für Mund- und Zahnkrankheiten, das bis 1883 bestand und vielen Zahnärzten, von denen noch heute eine Anzahl praktiziert, Gelegenheit geboten hat, an Patienten Zähne auszuziehen, Mundkrankheiten zu behandeln usw. (zur Ausbildung im Füllen der Zähne und im Zahnersatz mußte man privatim zu einem Zahnarzt in die Lehre gehen). Manche der Zahnheilkunde Beflissene fingen mit der Lehre bei einem Goldschmied an.

In Wien lehrte nach dem Tode Carabellis schon mehrere Jahre als Dozent der Zahnheilkunde Dr. Heider, der 1858 zum außerordentlichen Professor ernannt wurde. Ebenso gab es in Graz einen Dozenten (Franz Brunn).

Bei der geringen Gelegenheit zu gründlicher systematischer Ausbildung von Zahnärzten sind ihre wissenschaftlichen und praktischen Leistungen um die Mitte des vorigen Jahrhunderts höchst anerkennenswert. Es sei an das Handbuch der Zahnheilkunde von J. Linderer und das Lehrbuch von J. Bruck erinnert. Schmedicke gab ein Rezepttaschenbuch heraus. Sodann sind noch mehrere Monographien erwähnenswert, z. B. J. Bruck, Die skrofulösen Zahnaffektionen, Klenke, Die Verderbnis der Zähne, und eine Anzahl populärer Schriften über die Zahnpflege.

Im Jahre 1846 begründete Schmedicke in Berlin die erste Zeitschrift über Zahnheilkunde, den „Zahnarzt", der monatlich, je zwei Bogen stark, erschien und 1873 mit der Deutschen Vierteljahrsschrift für Zahnheilkunde verschmolzen wurde. In den ersten Jahren enthielt der „Zahnarzt" meistens Übersetzungen aus französischen und englischen Werken. Aber er bot doch auch Gelegenheit, daß die Zahnärzte darin ihre Erfahrungen austauschen konnten. Der Inhalt des „Zahnarzt" gibt ungefähr ein Bild davon, was damals geleistet wurde.

Die Hauptsache der Leistungen war der Zahnersatz. Man brannte 1847 schon in Deutschland Porzellanzähne. Hermann Simon bezeichnet sich („Zahnarzt" 1847, S. 110) als praktischen Zahnarzt und Fabrikanten unverderblicher Mineralzähne. Im Jahre 1854 fertigte der Zahnarzt Thiesseng in Rostock Porzellanzähne an, Vollzähne mit Schraubengewinde. Auch 1857 noch bezeichnet er sich als praktischen Zahnarzt und Fabrikanten von Mineralzähnen.

Die französischen Mineralzähne hatten die Form von Kaffeebohnen und wurden noch lange den englischen und amerikanischen vorgezogen, weil sie feuerfester waren als diese, die aber endlich wegen der richtigen Form sich doch überall eingeführt haben. Bei alledem aber wurden auch noch sogenannte Naturzähne verwendet, und im „Zahnarzt", S. 163 heißt es 1850 noch (Dollinger): „In neuerer Zeit sucht man die Anwendung der Naturzähne zu vermeiden, aber es gibt doch Fälle, wo man sich ihrer dennoch bedient, ja sich gerade nur der Naturzähne mit Nutzen bedienen kann."

Zu den Platten benutzte man Gold, Platin, Platinsilber und Palladiumsilber, bei Alveolarschwund aber Walroß- oder Hippopotamuszahn. Gegossene Aluminiumplatten wurden schon 1855 in England patentiert, in Deutschland aber um diese Zeit noch nicht angewendet. Interessant ist es jedenfalls, daß schon 1847 Versuche gemacht wurden mit der Galvanoplastik. Klaenfoth („Zahnarzt", S. 72) empfiehlt sie nicht nur zum Vergolden, sondern auch zum Löten. Über das Emaillieren schreibt Blume in Zürich („Zahnarzt" 1849, S. 326), daß er Email aus Paris und Genf bezogen habe, es schmelze leider sehr schwer. „Auch werden die emaillierten Platten und Rateliers immer plump und schwer, weil sie schon viel stärker von Metall sein müssen, damit sie sich nicht biegen, da sonst das Email abspringt." Er benutzt daher mit Karmin oder feinem Krapplack gefärbtes Jungfernwachs, das er heiß auf die vorher erwärmte Platte aufträgt.

Im Jahre 1852 wird bekanntgegeben, daß Desirabode Guttapercha als Unterlage unter eine Metallplatte statt der Walroß- oder Hippopotamusplatten empfohlen habe, um bei Alveolarschwund die Konturen herzustellen, und Schmedicke bringt abgepaßte Guttaperchaplatten in den Handel. Sie erfreuten sich ziemlicher Beliebtheit und scheinen im Munde eine Dauer bis zu zwei Jahren und länger gehabt zu haben.

Im Jahre 1858 wird zum ersten Male erwähnt, daß Putnam in New York den Kautschuk als Material zu Gebißplatten zerwende und daß Goodyear ein Patent darauf habe.

1859 (S. 188) wird mitgeteilt, daß der Hofzahnarzt J. B. Rottenstein in Frankfurt a. M. in das neue Verfahren eingeweiht sei und es seit 7 Monaten zur Zufriedenheit seiner Patienten angewandt habe. Für Überlassung des dazu gehörigen Apparates und der Unterweisung des Verfahrens, das geheim zu halten war, wurden 170 Taler gefordert.

Das Abdrucknehmen ging noch nicht so einfach vonstatten wie jetzt. Im Jahre 1847 („Zahnarzt", S. 353) machte sich Linderer noch für jeden Fall ein besonderes Abdruckkästchen aus Wachs statt unserer heutigen Abdruckhalter. Das Kästchen wurde mit Papier ausgelegt und dann mit weichem Wachs zum Abdrucknehmen angefüllt. Im „Zahnarzt" wird 1850 (S. 322) der Gipsabdruck zum ersten Male erwähnt. Doch wurden die im Kiefer noch vorhandenen Zähne im Gips nicht mit abgedrückt. Man nahm zuerst einen Wachsabdruck, formte ein Gipsmodell oder Schwefelmodell und darnach Metallmodelle mit Negativ, um eine Metallplatte zu stanzen. Auf diese Gebißplatte brachte man dann eine dünne Schicht Gipsbrei und legte sie an den Kiefer, so daß nur der Teil des Kiefers genau abgeformt wurde, auf dem die Platte ruhen sollte. Diese wurde dann nach dem neu gewonnenen Modell noch einmal gestanzt, so daß sie durch das letzte Prägen erst richtig wurde.

Statt der Gipsmodelle benutzte man in der ersten Hälfte des vorigen Jahrhunderts und zum Teil noch bis in die siebziger Jahre Schwefelmodelle, nach denen die Sandformen und darnach die Metallmodelle gewonnen wurden. Hermann Simon und J. Linderer empfahlen Gips statt des Schwefels und stellten seine Vorzüge ins rechte Licht.

Die Befestigung der Gebisse im Munde wurde durch Klammern erzielt, wenn noch natürliche Zähne vorhanden waren, durch Spiralfedern, wenn alle Zähne ersetzt werden mußten. Im Jahre 1856 wurden auch Holzpflöcke nach Hunter in Cincinnati und Stokes in London erwähnt, die gegen die natürlichen Zähne stemmten, statt daß diese von Klammern umfaßt wurden. Man lötete kurze Röhrchen an der betreffenden Stelle auf die Platte, in die man die Holzzylinder einklemmte. Doch war das Verfahren insofern schon lange bekannt, als man bei ungenügendem Halt des Ersatzstückes im Munde, in die aus Walroß oder Hippopotamus bestehende Platte Löcher bohrte, worin die Holzzylinder eingeklemmt wurden. Saugeplatten werden erwähnt, doch traut man ihnen nicht recht. Blume in Zürich hielt sie noch 1849 („Zahnarzt", S. 325) für ein Hirngespinst. Im folgenden Jahre jedoch empfiehlt Bauer aus Mailand die Saugegebisse und beschreibt auch die Gilbertsche Saugekammer.

Noch sehr unvolkommen war der Stiftzahnersatz; man sah zu häufig Entzündungen danach. Schwierig scheint es gewesen zu sein, die Pulpa aus der Wurzel herauszubekommen. Unsere Nervextraktoren und die Bohrmaschine gab es noch nicht. Blume („Zahnarzt“ 1850, S. 130) erwähnt folgende in Gebrauch befindliche Mittel: Behandlung mit narkotischen Mitteln, ätherischen Ölen, konzentrierten Säuren, Brennen mit feinen Platinstiften, Ausziehen mit drei unten zusammengelöteten ganz feinen Drähten. Er selbst benutzt eine fünfkantige Reibahle, mit der er nach einem raschen Stoße in den Kanal einige Drehbewegungen ausführt. Mit verschieden dicken Reibahlen wird der Kanal erweitert. Der Stift ist aus Metall, hat genau die Dicke der Kanalweite und wird mit einer dreikantigen Feile eingekerbt, mit gerippter Goldfolie fest umwickelt und in den Kanal eingeschoben. Das war schon ein vorzügliches Verfahren gegen die von andern Praktikern geübten Methoden. Man begnügte sich nicht selten damit, etwas Watte um den Stift zu wickeln und dem Patienten aufzugeben, daß er die Watte aller zwei bis drei Tage erneuere. Hermann Simon beschreibt 1846 („Zahnarzt“, S. 348) die mit einem Holzstifte bewirkte Befestigung.

Die Zahnärzte der damaligen Zeit waren überzeugt von dem hohen Stande der Technik des Zahnersatzes. In einer Petition der Berliner Zahnärzte 1848 („Zahnarzt“, S. 225) heißt es: „Das Maß von technischer Fertigkeit, welches nach dem Prüfungsreglement dem Zahnarzte beiwohnen soll, macht ihn bei dem hohen Stande dieser Kunst keineswegs befähigt, bei seinem Eintritt in die Praxis den Anforderungen des Publikums nach allen Seiten hin genügend zu entsprechen.“ Es wird in der Petition gefordert: 1. Dreijährige technische Ausbildung, 2. Prüfung unter Zuziehung dreier approbierter Zahnärzte, 3. Nachweis der nötigen Geschicklichkeit im Operieren usw. an lebenden Personen. (Diese letzte Bedingung ist erst in die Prüfungsordnung von 1889 gebracht worden; bis dahin hieß es noch immer: „am skelettierten Kopfe“.)

Weit weniger Bedeutung als dem Zahnersatz legte man in Deutschland damals dem Füllen der Zähne bei. Diese Operation, die heute die Hauptarbeit des Zahnarztes ausmacht, steckte vor 60 Jahren noch in den Kinderschuhen. Im Jahre 1847 schreibt Oenicke in Berlin: „Die Schneidezähne können niemals vorteilhaft plombiert werden, weil sie zu flach (meißelförmig) und vermöge ihrer Bauart nicht imstande sind, das Ausfüllungsmaterial für die Dauer in sich zu beherbergen.“ Als

Füllungsmaterialien werden genannt: Gold- oder Platinplättchen, Stanniol, Darcetsches Metall oder Regnarts schmelzbare Plombe, Succedaneum minerale, Zinn-Kadmiumamalgam und Zahnkitt oder Zement. Das Darcetsche Metall und die Regnartsche Plombe bestanden aus Wismut, Blei, Zinn und Quecksilber. Beide wurden mit einem heißen Plombiereisen in der Höhle erweicht und festgedrückt. War die Höhle tief, so daß die Hitze des Plombiereisens nicht vertragen wurde, so sollte man die Höhlenwände mit Asbest belegen.

Das Amalgam fing damals erst an, sich einen Platz zu erobern. Das Silberamalgam taugte nichts. Kupferamalgam führte Lippold 1859 in die Praxis ein.

Als Zement wurde 1858 Rostaings Präparat empfohlen, das aber damals noch nicht phosphorsaures Zink war, sondern Zinkoxydchlorid, ebenso wie Sorels Zement, das 1859 erwähnt wird. Auch Jung in Braunschweig bot ein Zement an.

Das Gold wurde in der Mitte des vorigen Jahrhunderts in Deutschland noch nicht häufig angewendet. Heider lernte erst 1846 von dem Engländer Murphy die Goldfüllung und war dann noch mehrere Jahre der einzige Zahnarzt in Wien, der mit Gold füllte. In den fünfziger Jahren erwarb sich jedoch das Gold immer mehr und mehr Freunde. Die Goldfüllungen wurden dadurch allgemeiner eingeführt, daß 1855 Watts Goldschwamm von Amerika herübergebracht wurde, und besonders dadurch, daß 1858 Ad. zur Nedden sein Kristallgold den deutschen Zahnärzten zugängig machte. Das schwammartige Gefüge des Goldes ermutigte die Autodidakten, nach Beschreibungen der Operation Versuche zu machen, und viele haben es zu großer Fertigkeit damit gebracht. Mehrere haben das Schwammgold in Verbindung mit Folie gebraucht, und mancher wendet diese Verbindung noch heute an, während andere zur Folie übergegangen sind.

Zum Zahnausziehen war noch allgemein der Schlüssel im Gebrauch. Schmedicke schreibt 1848: „Man hat dem Schlüssel den Vorwurf gemacht, er sei ein unwissenschaftliches Instrument; das mag allerdings sein, der Umstand aber, daß wir bis jetzt kein anderes besitzen, welches seine Stelle ersetzen könnte, ist die Ursache, daß er noch heute das gebräuchlichste Instrument zum Ausziehen der Backzähne ist.“ Finke in

Koblenz lehrte 1850 die Anwendung des Schlüssels, von dem er drei verschiedene Formen empfiehlt, ausführlich.

Die Übersetzung der Mitteilung von John Tomes über die richtige Konstruktion der Zange bringt der „Zahnarzt" bereits 1846; aber es sind noch einige Jahrzehnte vergangen, ehe die nach der Anatomie der Zahnhälse gebauten Zangen den Schlüssel völlig verdrängt haben. Ja, kürzlich konnte man noch in einer französischen Fachzeitschrift (Revue de Stomatol., Nr. 6, 1908) lesen, wie versucht wird, ihn wieder zur Geltung zu bringen.

Zur Linderung des Schmerzes beim Zahnausziehen wurde die Lokalanästhesie teils durch Kälte, teils durch Elektrizität angewendet. Außerdem wurde die Äther- und die Chloroformnarkose gerade um die Mitte des vorigen Jahrhunderts in die Chirurgie und in die Zahnheilkunde eingeführt. Zur Applikation von Kälte hatten Blundell und Quinton in London 1855 einen Apparat konstruiert, der aus einem Behälter und Röhren bestand, die in ein häutiges Mundstück ausgingen, das an den betreffenden Zahn gedrückt wurde. In Deutschland ließ Ad. zur Nedden 1858 einen Apparat herstellen, worin mit Hilfe einer Saug- und Druckpumpe Alkohol, der durch eine Kältemischung abgekühlt wurde, durch Röhren und das Mundstück zirkulierte. In den achtziger Jahren erfand von Lesser einen ähnlichen Apparat, bei dem das Mundstück durch zwei Kästchen aus Platin- oder Neusilberblech ersetzt war und als zirkulierende Flüssigkeit Äther diente.

Der Ätherrausch — so bezeichnete man die Betäubung mit Äther damals meistens — wurde von 1847 an in Deutschland oft beim Zahnausziehen angewendet, ebenso die Chloroformnarkose von 1848 an. Weiger in Wien (1848) berichtet auch über die Wirkung einer Mischung von 4 Gewichtsteilen Äther und 1 Gewichtsteil Chloroform. Die Narkose trat meistens schon nach 1 Minute, manchmal erst nach $2^1/_2$ Minuten ein. Bekanntlich ist man erst in den letzten Jahrzehnten wieder zur Kombination von Äther und Chloroform zurückgekehrt. Das Stickstoffoxydul wurde erst 1866 eingeführt. Von narkotischen Mitteln sei noch die Coca erwähnt, deren Wirkung Kopezky 1847 mit der des Opiums, des Weingeistes und des Äthers vergleicht. Das aus der Coca gewonnene Kokain hat 40 Jahre später große Bedeutung erlangt.

Von anderen Arzneimitteln mögen noch das Arsenik, der Höllenstein und das Sublimat genannt sein. Das Arsenik wurde 1850 in Deutschland noch nicht allgemein zum Nervtöten verwendet, obgleich es schon 1836 von Spooner dazu empfohlen worden war. In einem Auszug aus dem American Journal („Zahnarzt" 1853, S. 352) wird das Arsen bereits in metallischer Form empfohlen. Aber noch 1854 empfiehlt Theodor Clemens in Frankfurt ein „Chrysoplan" genanntes Mittel „zum schmerzlosen Töten der Zahnnerven". Die Applikation mußte täglich zweimal vom Patienten wiederholt werden, und erst nach drei Tagen war die Wirkung genügend. Clemens nennt das Chrysoplan das „stärkste aller bis jetzt dargestellten Anästhetika". Doch 1855 wird von anderer Seite Arsenik mit Morphium und Kreosot als das Mittel bezeichnet, wodurch die Zahnpulpa am leichtesten und sichersten zerstört werden kann.

Über die Wirkung des Höllensteins wird 1846 folgendermaßen berichtet: „Ist der Zahn, was nur bei feuchter Karies zu sein pflegt, so sehr ausgehöhlt, daß ein Plombieren desselben nicht mehr tunlich ist, und möchte man ihn gern sitzen lassen, so versuche man folgendes Mittel, wodurch man wenigstens der Karies Einhalt tun und den Zahn so lange als möglich erhalten wird. Man schabe das Kariöse vollständig aus und befeuchte das Innere mit sehr konzentrierter Höllensteinauflösung oder mit angefeuchtetem pulverisierten Höllenstein. Ein so behandelter Zahn wird oft jahrelang ohne alle Plombe sich erhalten, ohne vom Essen oder Trinken irgendwie angegriffen zu werden. Will man aber einen solchen Zahn dennoch plombieren, so ist es gut, vorher doch das eben genannte Verfahren vorzunehmen, nämlich das Kariöse auszuschaben und auf die Substanz dann Höllenstein aufzutragen. Die Plombe wird darauf eine viel größere Dauer haben."

Sublimat wurde 1848 gegen üblen Mundgeruch empfohlen; die Lösung erwies eine nachhaltige Wirkung.

Über die „Verzehrung der Zahnfächer", welche Krankheit jetzt allgemein als Alveolarpyorrhöe bezeichnet wird, schrieb Schmedicke 1851 im Maiheft des „Zahnarzt" in sachverständiger Weise. Es heißt da z. B.: „Die primäre Krankheit, aus welcher, wie wir, gestützt auf mehrfache Beobachtungen, weiter ausführen werden, die Verzehrung entsteht, ist ein durch die verschiedenartigsten Ursachen, sowohl innere, wie äußere, hervorgerufener subinflammatorischer Zustand des Zahnfleischrandes und der damit in Verbindung stehenden Zahnwurzelhaut." Nur ein lästiges Jucken, welches von denjenigen, die nicht gewöhnt sind, ihrem Körper sonderliche Aufmerksamkeit zu schenken, kaum bemerkt wird, eine etwas dunkle Färbung und eine anfangs unbedeutende Auflockerung des Zahnfleischrandes zeigen die Entstehung des Übels an usw.

Bezüglich der Zahnhygiene sei bemerkt, daß Talma in Brüssel bereits 1851 („Zahnarzt", S. 222) Schulzahnärzte verlangt, indem er in einer Petition schreibt: „daß die Regierung, wenn sie von der Notwendigkeit dieser Maßregel überzeugt wäre, dem Lande einen großen Dienst leisten würde dadurch, daß sie die Initiative ergriffe und an ihren verschiedenen Schulen einen Zahnarzt anstellte, um die Städte zu veranlassen, in ihrer Sphäre ihrem Beispiele zu folgen".

Was die sozialen Verhältnisse der Zahnärzte anlangt, so gab es viele, die nur ein geringes Einkommen hatten. Die Gebühren für Füllungen betrugen 8—15 Sgr., für Gebisse 15—20 Taler, und dabei gab es noch keinen Kautschuk. Doch wurden auch höhere Preise erzielt, und mancher Zahnarzt konnte mehrere Techniker beschäftigen. Er genoß dann großes Ansehen, besonders wenn er sich dabei noch des Vertrauens eines Fürsten erfreute. Wir finden im „Zahnarzt" oft Berichte über die Verleihung von Orden und Titeln an Hofzahnärzte und Leibzahnärzte.

Amerikanische Zahnärzte gab es in Deutschland um 1850 noch nicht. Abbot war der erste. Von ihm meldet der „Zahnarzt" 1852, S. 94: „Dem ersten amerikanischen Zahnarzt Abbot ist vom Ministerium der Medizinalangelegenheiten die Erlaubnis erteilt worden, die Zahnarzneikunst in hiesiger Residenz ausüben zu dürfen."

Die Ausübung der Zahnheilkunde wie der Medizin überhaupt war bis 1869 nur Approbierten erlaubt. Aber es wurde oft gegen das Gesetz verstoßen, und die Zahnärzte hatten wegen Übergriffe der Zahntechniker zu klagen. Der „Zahnarzt" enthält 1847, S. 168 eine solche Beschwerde, worauf (S. 320) eine Ministerial-Verfügung an das Polizeipräsidium veröffentlicht wird. Es wird darin den Verfertigern künstlicher Zähne nachgelassen, sich Zahnkünstler zu nennen. „Dagegen ist in allen zur Kognition der Behörden gebrachten Fällen, in denen Verfertiger künstlicher Zähne, den diesfalls bestehenden Verboten zuwider, mit dem Einsetzen künstlicher Zähne sich befaßt haben, nach der Strenge der Gesetze zu verfahren. . . .“ „Dem Königlichen Polizeipräsidium bleibt überlassen, hiernach dem Verein der hiesigen Zahnärzte auf die Vorstellung vom 20. März d. J. zu bescheiden und demselben anheim zu geben, anzuzeigen, wenn Verfertiger künstlicher Zähne sich mit deren Einsetzen befassen möchten.“

In einer weiteren Petition vom 3. August 1848, worin die Zahnärzte Berlins unter anderem auch um Verlängerung des Studiums einkommen, wenden sie sich gegen den Titel Zahnkünstler; „denn wer, wie die Zahnarbeiter, künstliche Zähne nur nach der Anleitung eines Zahnarztes anfertigt, sie einzusetzen aber weder befähigt noch befugt ist, kann auf das Prädikat „Zahnkünstler“ schon deshalb keinen Anspruch machen, weil die eigentliche Kunstfertigkeit nicht in der mechanisch zu erlernenden Anfertigung der künstlichen Zähne besteht, sondern in der Zurichtung des Mundes, in der gehörigen Würdigung der Ortsverhältnisse, der Gegenseitigkeit der Kiefer, des Gesichtsausdrucks, der Tonbildung beim Sprechen, in der dadurch bedingten Stellung und Anlage der Zähne, vorzugsweise aber ganzer Gebisse, in der unschädlichen und zweckmäßigen Befestigung usw.“

Nicht nur zur Bekämpfung der angedeuteten Übelstände, sondern auch aus dem Bedürfnis heraus nach kollegialem Verkehr und um sich wissenschaftlich gegenseitig zu fördern und praktische Erfahrungen auszutauschen, traten am 24. Januar 1846 in Berlin mehrere Zahnärzte zusammen zu einem „Verein der Zahnärzte in Berlin“, dessen erste Vorsitzende die Hofzahnärzte Blume und Werth, dessen Schriftführer Lomnitz und Schmedicke waren. Zehn Jahre später, 1857, bildete sich in Hamburg der zweite zahnärztliche Verein in Deutschland, und 1858 in Leipzig und Dresden der dritte, dieser als „Verein sächsischer Zahnärzte“. Der Berliner und der sächsische Verein sind später eingegangen und neue Vereine an ihre Stelle getreten. Der Hamburger Verein besteht heute noch und hat 1907 das Jubiläum seines 50jährigen Bestehens gefeiert. Im Jahre 1859 trat dann der Central-Verein Deutscher Zahnärzte ins Leben.

Gründung des Central-Vereins.

1. Versammlung, 1. bis 3. August 1859 in Berlin.

1. Vereinsjahr 1859/60.

Im Februarheft des „Zahnarzt" 1859 findet sich ein „Aufruf zu einer allgemeinen Vereinigung deutscher Zahnärzte".

D. Fricke in Lüneburg hatte sich bemüht, eine Anzahl Zahnärzte aus Hamburg, Hannover und Braunschweig für die Sache zu gewinnen, und er stellte zugleich einen Statutenentwurf mit zur Verfügung. Der Aufruf ist unterzeichnet von den Zahnärzten Dr. E. Kranner, E. Holsten, C. Kranner, J. A. F. Tofohr, M. Elias, Wilh. Hengstmann, Robert, Dr. W. Berth, I. E. D. Schulz, sämtlich in Hamburg; dann D. Fricke in Lüneburg, Dr. Niemeyer und Dr. Ramdohr in Braunschweig, Ch. Wilh. Timme in Celle, C. Franzelius, H. Sieck, L. Schmidt, E. C. Wille, L. Bleibaum und W. Lange in Hannover, C. F. W. Müller.

D. Fricke, Zahnarzt in Lüneburg, geb. 1803, gab die erste Anregung zur Gründung eines Vereins deutscher Zahnärzte und entwarf die ersten Statuten des Central-Vereins, wurde daher als Vater des Vereins und als „Papa Fricke" bezeichnet. Er starb 1881.

Fricke wandte sich an den Redakteur des „Zahnarzt", Schmedicke in Berlin, die Sache weiter zu fördern, er glaube „die Angelegenheit so weit geführt zu haben, um sie in geeignete Hände legen zu dürfen. Daß Sie die rechte Persönlichkeit sind, dieselbe zu einer erfolgreichen Entwicklung zu bringen, ist nicht nur meine Ansicht, sondern die aller Berufsgenossen, denen ein Urteil hierüber zuzugestehen ist". Schmedicke druckte den Aufruf und den Statutenentwurf sowie den Brief Frickes an ihn im „Zahnarzt" ab und fügte noch einige das Unternehmen warm empfehlende Sätze hinzu.

Vorgeschlagen wurde eine Zusammenkunft im August 1859 in Berlin, wo die Konstituierung erfolgen sollte. Im Maiheft erschien eine sehr begeisterte Zustimmung zu dem Unternehmen von Dr. Hering, Vorsitzendem des Vereins der Sächsischen Zahnärzte, worin erklärt wird: „Die vereinigten Zahnärzte Sachsens erklären durch mich ihre Beteiligung an dieser Assoziation, und es werden mindestens drei derselben an der konstituierenden Versammlung teilnehmen.“ Es hatten sich bis

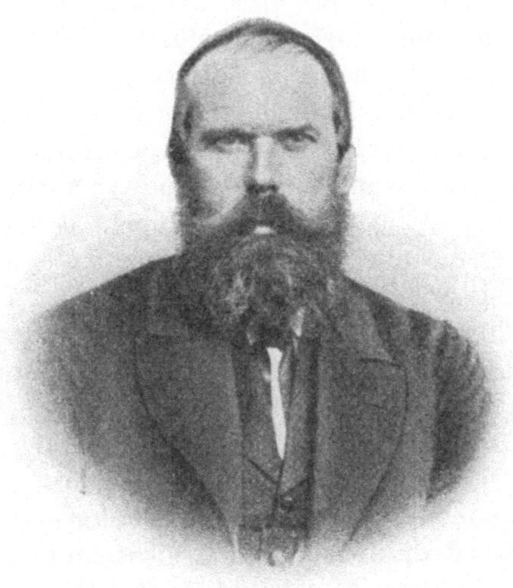

D. Fricke,
geb. 1803, gest. 1881.

Ende April 38 Zahnärzte zur Beteiligung gemeldet, und im Juniheft ist Schmedicke in der Lage, auf Grund der Vorschläge der dem Unternehmen zustimmenden Zahnärzte zu der konstituierenden Versammlung auf 1., 2. und 3. August nach Berlin einzuladen. Weitere Anmeldungen werden veröffentlicht.

Der Einladung Schmedickes gemäß versammelten sich Montag, den 5. August 1859, nachmittag 5 Uhr in Berlin, Leipziger Straße 33, nachdem vormittags eine vertrauliche Besprechung einer größeren Anzahl Teilnehmer stattgefunden hatte, zu einer ersten ordentlichen Sitzung die Zahnärzte: Alborn (Berlin), Berth (Hamburg), Emmerling (Worms), Frank (Stralsund),

Göllner (Berlin), Prof. Heider (Wien), Dr. Hering (Leipzig), Herrmann (Leipzig), Dr. Jantzen (Schwerin), Dr. Kranner (Hamburg), Kühne (Berlin), Kästner (Köln), Lehndorf (Berlin), Dr. Linderer (Berlin), Oenicke (Berlin), Oenicke jr. (Berlin), Reinhardt (Königsberg i. Pr.), Dr. Rottenstein (Frankfurt a. M.), Schmedicke (Berlin), Schmidt (Berlin), Schmidt (Hannover), Schuchart (Berlin), Schultz (Hamburg), W. Süersen (Berlin), Tofohr sen. (Hamburg).

Schmedicke eröffnete diese konstituierende Versammlung mit einer Ansprache, worin er ausführte, daß von dieser feierlichen Stunde an eine neue, hoffentlich glorreiche Zeitrechnung für die Geschichte der Zahnheilkunde in Deutschland beginne. „Wir werden um so mehr an Ansehen gewinnen, um so sicherer unsere Standesehre wahren, je achtungswerter wir uns zeigen. Welcher Staat wird verbriefte Rechte nicht schützen, wenn die Inhaber derselben sich ihrer würdig zeigen; welche einsichtsvolle Regierung möchte dem unaufhaltsamen Fortschritt der Wissenschaft Fesseln anlegen! In der Fernhaltung Unwürdiger von dem Verein und in der Anfeuerung strebsamer Kollegen, in der Anerkennung ihrer Verdienste, mit einem Wort, in dem moralischen Einfluß, welchen sie auf dieselben auszuüben befähigt ist, besitzt die zu gründende Assoziation hinlängliche Mittel, die Standesehre der Zahnärzte gebührend zu heben und auf ihrer Höhe zu erhalten.“ . . . „Nicht mehr als Neider und Feinde, nein, als Freunde, als Brüder wollen die Fachgenossen sich betrachten, als biedere Männer, deren einmütiges Denken und Streben darauf hinausläuft, der leidenden Menschheit beizustehen und den Stand, welchem sie angehören, durch Gesittung zu adeln.“

Als dem Alterspräsidenten kam dem Hofzahnarzt Dr. Hering aus Leipzig der Vorsitz zu. Da er jedoch ablehnte, wählte die Versammlung Prof. Dr. Heider aus Wien zum Vorsitzenden. Schmedicke wurde zum Schriftführer ernannt.

Am 2. August fand die Versammlung auf Beschluß der konstituierenden Sitzung vom vorhergehenden Tage und entgegen den Einladungen, die auf 5 Uhr nachmittag lauteten, früh 8 Uhr, und zwar in einem anderen Lokale, „Unter den Linden 23“ (Mäders Lokal), statt zur Beratung der Statuten. Diese in ihren Grundzügen vorzubereiten, war am 1. August ein Ausschuß beauftragt worden, bestehend aus den Herren: Heider, Hering, Jantzen, Rottenstein und Schmedicke. Doch hatte der letztgenannte abgelehnt, und Linderer war für ihn gewählt worden. Die Statutenberatung, an der sich die meisten der Anwesenden beteiligten, dauerte 7 Stunden. § 1 lautete:

„Der Verein konstituiert sich unter dem Titel: „Central-Verein deutscher[1]) Zahnärzte.“ Manche der damals angenommenen Paragraphen stehen heute noch wörtlich in unseren Statuten, andere sind gefallen und durch neue ersetzt worden, manche verändert. Eine große Verschiedenheit von unseren jetzigen Statuten ist in § 6 enthalten, wonach außer dem Vorstand, der aus dem Vorsitzenden und dem Schriftführer nebst je zwei Stellvertretern bestand, noch ein Ausschuß zu wählen war, dem die Vereinsleitung in der Zwischenzeit von einer Versammlung bis zur anderen oblag. Er bestand aus einem Obmann, einem Schriftführer, der zugleich Kassierer war, deren Stellvertretern und drei Mitgliedern, die die Redaktion der erst noch zu gründenden Zeitschrift zu besorgen hatten. — Am Schlusse der Sitzung unterzeichneten die Anwesenden das von Schmedicke aufgenommene Protokoll.

Am 3. August übernahm der Alterspräsident Dr. Hering den Vorsitz; die Versammlung war wieder in Mäders Lokal, Schmedicke führte wieder das Protokoll. Reinhardt sprach über von ihm konstruierte Saugeplatten, Kranner über die Anwendung der Galvanokaustik in der zahnärztlichen Praxis, Tofohr sen. über Erkennungszeichen der Exostosen und den Nachteil, welchen Zahnreste auf den Gesundheitszustand eines Individuums ausüben können, Rottenstein zeigte ein aus vulkanisiertem Kautschuk nach dem Putnamschen Prinzip angefertigtes oberes Gebiß vor und hob die Vorzüge dieser Methode hervor, Schmidt (Hannover) legt Proben seines Zahnzements vor.

---

[1]) 50 Jahre ist „deutscher“ geschrieben worden. Der jetzigen Rechtschreibung nach sind Eigenschaftswörter, wenn sie als Teile von Titeln und Namen gebraucht werden, groß zu schreiben. Vom Jubiläumsjahre an schreiben wir daher „Deutscher“ statt deutscher, wie auch die Eintragung ins Vereinsregister 1907 erfolgt ist.

Die Wahlen ergaben: Prof. Dr. Heider, Vorsitzender, Hofzahnarzt Dr. Hering, dessen Stellvertreter; Schmedicke, Sekretär; Hofzahnarzt Lehndorf, dessen Stellvertreter. Ausschußmitglieder: Tofohr sen., Obmann; Dr. Jantzen, dessen Stellvertreter; Schulz, Sekretär und Kassierer; Reinhardt, dessen Stellvertreter; Redakteure: Kranner, Rottenstein, Schmedicke. Als nächster Versammlungsort wurde Hamburg gewählt.

Nach diesen Wahlen wurde über die Journalangelegenheit beraten; es wurde beschlossen, vorläufig einen Bericht über die erste Zusammenkunft deutscher Zahnärzte und über die Gründung des Central-Vereins in Druck zu legen und den Bericht jedem deutschen Zahnarzt zuzuschicken, ferner eine Zeitschrift zu gründen als Organ des Central-Vereins. Die näheren Modalitäten der Ausführung und die Bestimmung des Zeitpunktes des Erscheinens der Zeitschrift wurde den gewählten drei Redakteuren und dem Vorstande überlassen. Zugleich drückte die Versammlung den Wunsch aus, bei der Ausführung dieser Maßregel die materiellen Interessen Schmedickes in seiner Eigenschaft als Redakteur der Zeitschrift „Der Zahnarzt" möglichst zu berücksichtigen. Der Jahresbeitrag wurde auf 3 Taler festgesetzt. Am 3. August 1859, nachmittag 4 Uhr, wurde die erste Versammlung des Central-Vereins Deutscher Zahnärzte geschlossen.

Nach Heiders Bericht (in den „Mitteilungen des Central-Vereins"), der auf Grund des vom Schriftführer Schmedicke aufgenommenen Protokolls verfaßt war, dürfte man annehmen, daß vollständige Einmütigkeit in den Hauptangelegenheiten geherrscht habe. Das war jedoch nicht der Fall. Bezüglich des Lokales und der Zeit für die Versammlung hatte man anders beschlossen, als Schmedicke wollte, dem die Vorbereitungen zum Kongreß obgelegen hatten. Schmedicke wollte mit Rücksicht auf die Berliner Zahnärzte, die den Tag über ihrer Praxis nachgehen wollten, die Versammlungen alle drei Tage erst nachmittags um 5 Uhr beginnen lassen. Die Mehrheit war aber der Meinung, daß, wenn so viele Kollegen die Reise nach Berlin gemacht und die Praxis auf mindestens 3 Tage ganz im Stiche gelassen hätten, den Berlinern nicht zu viel zugemutet würde, wenn sie auch ihre Zeit der Versammlung widmeten. Man beschloß daher am ersten Tage, den folgenden Tag früh 8 Uhr anzufangen und zugleich auch ein besseres Lokal zu beziehen. Es wurden denn auch die beiden Tage vollständig von der Versammlung in Anspruch genommen. Schmedicke war Schriftführer bis zum Schlusse und wurde sowohl in den Vorstand als auch in den Ausschuß gewählt. Kein anderer gehörte sowohl dem Vorstande und dem Ausschusse zugleich an.

Man mußte daher sehr erstaunt sein, als bereits im Augustheft des von Schmedicke redigierten „Zahnarzt" folgendes mitgeteilt wurde: „Infolge der zu Anfang des Augustmonats in Berlin stattgehabten Versammlung deutscher Fachgenossen sind zwei Gesellschaften ins Leben getreten, die sich die Aufgabe gestellt haben, zur Förderung der Zahnheilkunde beizutragen. Die eine derselben, welche sich unter dem Namen „Verein deutscher Zahnärzte" konstituiert hat, ist dem in dem Aufruf zur Beteiligung an der Versammlung vorläufig hingestellten Programm im wesentlichen treu geblieben, während die andere besondere Wege verfolgt hat."

Es folgen dann die Statuten des „Vereins deutscher Zahnärzte". Der Vorstand dieses Vereins (also nicht des Central-Vereins) bestand aus Hofrat Dr. Heinzmann aus Gotha, als Vorsitzendem; Hofzahnarzt G. A. Oenicke, Berlin, als dessen Stellvertreter; Schmedicke, Schriftführer; M. Meyer in Baden dessen Stellvertreter, C. Meyer in Barmen, Schatzmeister. Die monatlich erscheinende Fachzeitschrift „Der Zahnarzt" wurde zum „Korrespondenzorgan" des „Vereins deutscher Zahnärzte" bestimmt. Die Versammlungen fanden in den nächsten Jahren immer in Berlin statt. Im Jahre 1863 starb Schmedicke, und dann ging auch der „Verein deutscher Zahnärzte" ein.

Heider berichtet im ersten Hefte der „Mitteilungen des Central-Vereins Deutscher Zahnärzte" 1860, daß Schmedicke am 11. Oktober dem Vorstande des Central-Vereins angezeigt habe, er würde sich bei der Redaktion der projektierten Zeitschrift nicht beteiligen. Und am 31. Oktober 1859 erklärt Schmedicke seinen Austritt aus dem Central-Verein mit der Begründung, daß er den vom Central-Verein zur Erzielung seiner Zwecke eingeschlagenen Weg nicht unbedingt zu billigen vermöchte, und weil seine Teilnahme an der Ausführung des Vorhabens, ein neues zahnärztliches Journal zu gründen, mit seinen Pflichten als Herausgeber der Monatsschrift „Der Zahnarzt“ nicht in Einklang zu bringen sei.

Unklar bleibt, wieso Schmedicke den zitierten Bericht über die Gründung des „Vereins deutscher Zahnärzte“ (neben dem Central-Verein, der „andere, besondere Wege“ verfolgt hätte) bereits im Augustheft veröffentlichen konnte, während er seinen Austritt aus dem Central-Verein erst am 11. und 31. Oktober anzeigt. Wie konnte er in den ersten Tagen des August einen zweiten Verein — einen Konkurrenzverein — gründen helfen, während er in dem ersten sowohl dem Vorstande als auch dem Ausschusse angehörte! Daß er sich mit Rücksicht auf seine Stellung als Herausgeber des „Zahnarzt“ nicht an der Gründung einer zweiten Zeitschrift beteiligen mochte, ist leicht zu verstehen; aber das hätte er doch sagen müssen, als er in die Redaktionskommission des neu zu gründenden Journales gewählt wurde. Indes vielleicht durfte er hoffen, die Redaktionskommission und den Vorstand dafür zu gewinnen, daß der Central-Verein den „Zahnarzt“ zu seinem Organ machte. Dann hätte er jedoch erst recht nicht schon in den ersten Tagen des August den Konkurrenzverein gründen dürfen, dessen Organ der „Zahnarzt“ war, sondern abwarten müssen, ob es ihm gelang, den „Zahnarzt“ zum Organ des Central-Vereins zu bekommen.

Daß der Central-Verein den „Zahnarzt“ als sein Organ nicht wünschte, hatte seinen Grund in der Vergangenheit dieser Zeitschrift. So verdienstlich das Unternehmen Schmedickes gewesen ist, die Zahnärzte Deutschlands überhaupt mit einer Zeitschrift zu versorgen, so hat Schmedicke das Ansehen dieser Zeitschrift doch zu sehr geschädigt dadurch, daß er von seinen Übersetzungen oft die Quelle nicht angab. Heider hatte ihm das schon 1849 in der „Zeitschrift der k. k. Gesellschaft der Ärzte in Wien“ vorgehalten, jedoch ohne Wirkung. Er hielt es ihm später wieder vor in der „Deutschen Vierteljahresschrift für Zahnheilkunde“ 1862, S. 30, wo er hinzufügt: „Nach dem Gesagten wird es Sie hoffentlich nicht mehr in Erstaunen setzen, daß es der Central-Verein Deutscher Zahnärzte für seine erste Aufgabe erachtete, eine Zeitschrift zu gründen und zu seinem Organ zu machen, welche vor Ihrer Zeitschrift wenigstens das voraus hatte, keine Vergangenheit zu haben, an welche sich eine den deutschen Namen kompromittierende Erinnerung knüpft."

Der Central-Verein war am 1.—3. August 1859 mit 34 Mitgliedern ins Leben getreten. Fricke aus Lüneburg, der den Aufruf zur Gründung des Vereins erlassen hatte, war auf der Reise erkrankt, konnte also zur Versammlung nicht anwesend sein. Im ersten Hefte der „Mitteilungen des Central-Vereins deutscher Zahnärzte", die Moritz Heider 1860 herausgab, finden wir die ersten Früchte der Tagung. Das Heft enthält außer den in der Versammlung gehaltenen Vorträgen eine Abhandlung „Über die Anfertigung der Kautschukgebisse" von Dr. Ernst Tofohr jr. in Hamburg. Es ist die erste Veröffentlichung, die wir über den Gebrauch des Kautschuks zu Gebißplatten in Deutschland haben. Damals unterschied man drei Methoden zum Härten des Kautschuks, 1. durch trockene Hitze, 2. durch Wasserdämpfe, 3. durch Öldämpfe; für Gebisse seien nur die beiden letzteren Methoden anwendbar, die Hamburger Zahnärzte haben beide angewendet und finden die durch Wasserdampf gehärteten Platten kompakter. Die Arbeit mit Öl ist übrigens auch unangenehmer. Das Vulkanisieren erforderte damals im Wasserdampfe bei 150° C. $2^1/_4$ Stunde, im Dampfapparat bei 160° $3^1/_2$ Stunden. Sodann schreibt Prof. Dr. Heider über „Holzstift oder Goldstift". Die Mitteilungen über Stiftzähne waren in dem Jahrzehnt 1850—1860 sehr spärlich im „Zahnarzt" und deuteten einen geringen Grad der Vollkommenheit an. Um so erfreulicher ist es, daß die „Mitteilungen des Central-Vereins" sich mit einem so wertvollen Beitrage einführen, wie es dieser Heidersche ist. Der Verfasser tritt für den zylindrischen statt der konischen Stifte ein. Zum Bohren des Kanales verwendet er einen Hohl- oder Löffelbohrer, wie deren sich die Drechsler bedienen. Heider hatte seit 15 Jahren viel Holzstifte angewendet und gesehen, daß sie sich oft 10 Jahre und länger gehalten haben, und auch die Wurzeln nicht kariös wurden. Für dünne Wurzeln sind Goldstifte vorzuziehen, weil sie nicht so dick zu sein brauchen wie die Holzstifte.

Die „Mitteilungen des Central-Vereins" stechen überhaupt gegen den „Zahnarzt" vorteilhaft dadurch ab, daß deutlich zu erkennen ist, was Originalien und was Auszüge oder Übersetzungen sind, was im „Zahnarzt" oft nicht zum Ausdruck gebracht wurde. Überdies finden sich in dem ersten Hefte der „Mitteilungen" mehr Originalien als manchmal in 6 Heften des „Zahnarzt".

Von den Auszügen im ersten Hefte der „Mitteilungen" ist der über „Die Krankheiten der Zahnpulpa" von Dr. Eduard Albrecht besonders beachtenswert. Es folgt sodann die Besprechung einer Arbeit von Magitot „Etude sur la développement et la structure des dents humaines". Zuletzt folgen noch mehrere praktische Mitteilungen. Das zweite Heft der Mitteilungen des Central-Vereins beginnt mit einem Vorwort unter dem Titel, „An die Zahnärzte Deutschlands", worin über die mangelnde Gelegenheit in Deutschland, die praktische Zahnheilkunde zu lernen, geklagt wird. Die amerikanischen Verhältnisse sind in helles Licht gestellt. Der Verfasser ermahnt die deutschen Zahnärzte, sie möchten ihr Hauptaugenmerk auf die Technik der Goldfüllung und ihre allgemeine Einführung richten, und in dieser Richtung werde auch der Central-Verein tätig sein und durch Rat und Tat den Kollegen an die Hand gehen. Das Heft enthält 6 Originalbeiträge, von denen einige hier erwähnt sein mögen: Zur Galvanokaustik, die zuerst von Heider in die zahnärztliche Praxis eingeführt worden ist, empfiehlt E. Kranner einen etwas vereinfachten Apparat aus zwei Elementen. Die Platindrähte sind mit Wasserglas isoliert, das beim Glühen zu Glas wird. — Zsigmondy beschreibt einen Apparat aus einem einzigen Element. Die Galvanokaustik wird zur Zerstörung der Wurzelteile der Zahnpulpen verwendet, ebenso zum Abstumpfen von Zahnhyperästhesie. Von Zsigmondy wird außerdem Zinkoxychlorid empfohlen gegen überempfindliches Zahnbein.

2. Versammlung, 6. bis 8. August 1860 in Hamburg.
2. Vereinsjahr 1860/61.

Die „Mitteilungen des Central-Vereins" wurden im Auftrage der in der ersten Versammlung gewählten Redaktionskommission von Heider nur für das Jahr 1860 in vier Heften ausgegeben. Die endgültige Gründung einer Vereinszeitschrift war in der zweiten Versammlung die wichtigste Aufgabe des Central-

Vereins. „Unsere deutsche Journalistik macht uns die fremdländische noch nicht entbehrlich, wir müssen ein großes gemeinsames Organ schaffen, welches dem Einzelnen das Lesen so vieler Zeitschriften in fremden Sprachen erspart. Die Gründung einer solchen Zeitschrift, etwa anknüpfend an die nur für das Bedürfnis des Augenblickes geschaffenen „Mitteilungen“, die geistige und finanzielle Dotierung und Führung derselben ist ein Gegenstand, der in erster Reihe zur Sprache kommen dürfte und der seiner Schwierigkeit wegen ebensosehr, als seines großen Einflusses und der Tragweite wegen, sehr ernste und eindringende Beratungen erfordert, und wenn er zur Ausführung kommen soll, die volle Aufopferung und den ganzen Patriotismus der Berufsgenossen in Anspruch nehmen wird.“ So schreibt Heider im 3. Hefte der „Mitteilungen“.

Der zweitwichtigste Gegenstand war die Unterrichtsfrage. Heider stellte fest, daß in dem größten Teile von Deutschland der zahnärztliche Stand sich aus dem ärztlichen herausbildete. Das ist nur insofern richtig, als die meisten Zahnärzte von 1860 vorher Wundärzte gewesen waren. „Diesen Vorteil, sich aus dem ärztlichen Stande zu entwickeln, die allgemein naturwissenschaftliche und medizinisch - chirurgische Vorbildung möchten wir um jeden Preis gewahrt wissen; denn sie ist die Garantie, daß dem zahnärztlichen Stande Deutschlands die Zukunft gehört.“ (Mitteilungen S. 106).

Erwähnenswert ist ferner, daß Heider damals für erwünscht hielt, gesetzliche Bestimmungen über die zum zahntechnischen Gebrauche zulässigen Metalle zu erstreben. „Die Festsetzung einer Minimaltarierung für Gold und die Verbannung der Platinsilberlegierung aus der zahntechnischen Praxis wären zur Purifizierung derselben höchst notwendig. Die galvanische Vergoldung, so häufig nur der Deckmantel unsauberer Arbeit oder elender Metallegierungen, sollte aus der Arbeitsstube der Zahnärzte gänzlich entfernt werden.“

Bei Eröffnung der zweiten Versammlung waren 34 Zahnärzte anwesend, worunter sich auch Gäste aus dem Auslande befanden (Weber aus Paris, Granhomme aus Moskau).

Holsten zeigte in der Versammlung sein Verfahren, den Kautschuk durch eine Spritze in den für ihn bestimmten Hohlraum der Küvette zu bringen.

In den Verhandlungen über die Vereinsangelegenheiten wurde beschlossen, daß Ärzte als Gäste, wenn durch ein Mitglied eingeführt, an den wissenschaftlichen Verhandlungen teilnehmen könnten. Die Zulassung von Nichtärzten wurde dem Vorstande von Fall zu Fall anheimgestellt. Zur Nedden wurde beauftragt, bis zum nächsten Jahre Vorarbeiten zu treffen zu einem Antrage bezüglich Besserung der zahnärztlichen Verhältnisse und Gründung mehrerer Lehranstalten.

Eine dritte Angelegenheit, die Zeitschrift betreffend fand befriedigende Lösung. Es wurde beschlossen eine Vereinszeitschrift zu gründen in Form einer Vierteljahrsschrift, deren Hefte jedes 4 Bogen stark sein sollte. Die Redaktion wurde Prof. Heider übertragen, unter Mitwirkung zur Neddens für das Gebiet der Analekten. Der Preis der Vierteljahrsschrift betrug damals 1 Taler 20 Sgr. jährlich. 20 Taler wurden für Holzschnitte bewilligt und 60 Taler zu Honorar für die Mitarbeiter.

Das Nächstwichtige war Anregung zu einer Petition wegen der Organisation des zahnärztlichen Unterrichts, die Ad. zur Nedden Anlaß gab zu ausführlichen Abhandlungen in der Vereinszeitschrift.

In der Vierteljahrsschrift schreibt ferner Heider unter der Überschrift „Die Vermittelung der Extreme“ sehr rationell über das Füllen der Zähne; er meint, daß die Goldfüllungen bisher von keiner mit einem andern Materiale gemachten Füllung übertroffen würden. Dem Golde zunächst komme die Zinnfolie. Von Amalgamen wird die Gold-Silberlegierung (Ash-Masse) empfohlen.

Dr. Ad. Zsigmondy veröffentlicht seine Zahnbezeichnung nach dem Kreuz

oben rechts	oben links
unten rechts	unten links,

die seitdem von vielen Zahnärzten in der Praxis benutzt worden ist, sich aber erst seit den letzten 10 Jahren, durch die Veröffentlichungen von Partsch und seinen Schülern in der Monatsschrift, mehr und mehr auch in der Literatur eingebürgert hat.

Ad. zur Nedden schildert „Die Behandlung der bloßliegenden Pulpa vor dem Füllen der Zähne“. Er meint, durch die physiologische Funktion der Pulpa, Zahnbein anzubauen, könne bei richtiger Behandlung der Verschluß der Pulpahöhle mittels sekundären Zahnbeins erzielt werden. Bei Irritation der Pulpa appliziert er, nach gehöriger Austrocknung der Höhle, auf einige Minuten wässerige Lösung von kohlensaurem Natron, um die Säuren in der erweichten Zahnbeinschicht, die noch auf der Pulpa liegt, zu neutralisieren. Nach wiederholter Austrocknung und Neutralisierung wird Kölnisches Wasser auf Baumwolle in die Höhle gelegt und einstweiliger Verschluß mit Wachs oder Mastix bewirkt. Wird das vertragen, so folgt Füllung mit Guttapercha. Die weiche, desinfizierte Dentinschicht werde durch Anbauen neuer Dentinschichten darunter gehärtet. — Ist die Empfindlichkeit der von der weichen Zahnbeinschicht bedeckten Pulpa sehr intensiv, so wird die Pulpahöhle geöffnet und die Pulpa „mit dem elektrischen Cauterium oder mit Silbernitrat oder mit der Arsenikpasta“ geätzt. Die Ätzung soll jedoch nur oberflächlich sein, die Ätzpasta solle nur $^1/_4$ Stunde liegen bleiben. „Durch diese oberflächliche Kauterisation wird die vitale Tätigkeit der Pulpa in hohem Grade angeregt; die Pulpa wird veranlaßt, den gebildeten Schorf abzustoßen und zunächst eine neue Schutzlage von Übergangszellen zu bilden, welche wegen ihrer Neuheit und wegen des auf das Zentralorgan des Zahnes ausgeübten Reizes zur Umwandlung in sekundäres Zahnbein eher geneigt ist als die ursprünglich bestandene und durch das Ätzmittel zerstörte Schicht.“ Man solle jedoch den Schorf vor dem Füllen aus der Pulpahöhle entfernen. — Die Sache ist recht gut gedacht, aber die geätzte Pulpa dürfte wohl schwerlich sekundäres Zahnbein gebildet haben. Nedden schildert dann noch seine Behandlungsweise der entzündeten und abszedierenden Pulpa. Bei kräftigen, gesunden Individuen will er eine reine granulierende Pulpa erzielt haben, die das Überkappen vertrug.

Tofohr sen. schreibt über Saugeplatten. Er empfiehlt eine Saugekammer, die 18 mm Durchmesser und 1 mm Höhe haben soll; ihr hinterer Rand müsse 6 mm vom Ende des harten Gaumens entfernt bleiben, das durch eine gerade Linie von der Mitte des zweiten Mahlzahnes der einen Seite bis zur gleichen Stelle der anderen Seite ermittelt wird. Der Rand der Saugeplatte dürfe nicht hinter diese Linie kommen.

Von größeren Werken erschienen in diesem Jahre in Deutschland Brucks Lehrbuch der Zahnheilkunde, 2. Auflage, und zur Neddens Übersetzung von Tafts „Operative Dentistry".

Am Schlusse des 2. Vereinsjahres betrug die Zahl der ordentlichen Mitglieder des Central-Vereins 84, die der korrespondierenden 50.

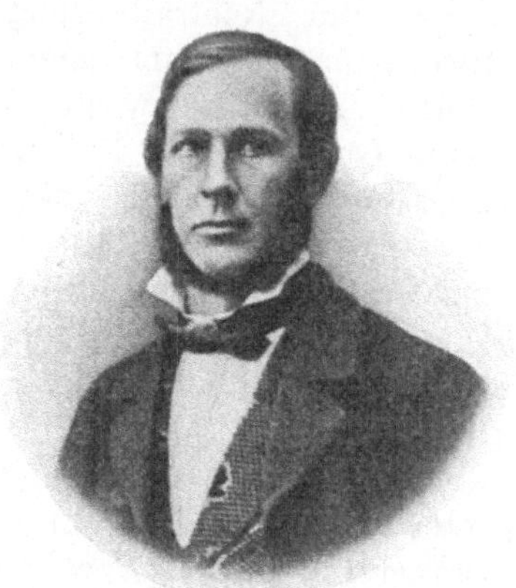

Moritz Heider.
geb. 1816. gest. 1866

Moritz Heider. Die einflußreichste Person im Central-Verein in dem Zeitraum 1859—1866 war Moritz Heider, Dr. med. und Professor der Zahnheilkunde an der Universität in Wien. Er war 1816 geboren. Auf dem Gymnasium soll er ein großer Feind des wörtlichen Memorierens gewesen sein, zeigte aber Vorliebe und Fähigkeit für Mathematik, Physik und Naturwissenschaften. Während seines medizinischen Studiums besuchte er auch fleißig Vorlesungen über Astronomie und höhere Mathematik und verwendete zwei Jahre lang einen Teil seiner Zeit zu mathematisch - astronomischen Beobachtungen und Rechnungen. 1841 wurde er zum Dr. med. et chir. promoviert, worauf er eine Assistentenstelle bei Prof. Wisgrill annahm. Zu dieser Zeit beherrschte in Wien die zahnärztliche Praxis Prof. Carabelli, der, auf Heider aufmerksam gemacht, ihn wiederholt aufforderte, bei ihm als Assistent einzutreten. Heider erwiderte ihm: „Ein honetter Mensch, der was gelernt hat, kann kein Zahnarzt werden." Ein Beleg, in welch geringem Ansehen die zahnärztliche Praxis bei den übrigen Ärzten 1842 stand. Aber das fruchtlose Streben, auf einem anderen Gebiete der medizinischen Praxis zu einer sicheren Lebensstellung zu gelangen, und der freundliche Rat älterer Ärzte brachten Heider endlich doch noch zu dem Entschlusse, bei Carabelli Assistent zu werden. Nach einem halben Jahre starb Carabelli, der Heider zum Erben seiner ausgezeichneten Sammlung von Zahnanomalien, Instrumenten und zum Lehren geeigneter Präparate eingesetzt hatte. In der Gesellschaft der Ärzte in Wien hielt Heider in den ersten Jahren seiner Praxis mehrere Vorträge, z. B. über den Zahnschmerz als Symptom verschiedener pathologischer Zustände in den Zahngebilden und über den Platinschließungsdraht als Glühapparat für chirurgische Zwecke. Diesen Draht verwendete er zum Ausbrennen bloßliegender Pulpen; später benutzte er jedoch dazu die Arsenikpaste. Von einem zufällig in Wien weilenden englischen Zahnarzt, Murphy, lernte er 1846 die Methode, Zähne mit Goldblatt zu füllen: er war der erste und längere Zeit der einzige Zahnarzt in Wien, der Goldfüllungen anwendete, und gelangte bald zu einer sehr großen Praxis. Seine Bemühungen, die Zahnheilkunde zu einer Wissenschaft zu erheben, die den übrigen medizinischen Spezialitäten nicht nachstehe, sind bekannt. Er kaufte alle zahnärztlichen Bücher und Schriften aller Sprachen und hielt sich alle zahnärztlichen Zeitschriften. Die Carabellische Sammlung war er bemüht zu vergrößern. Im Jahre 1843 hatte er sich als Privatdozent habilitiert, 1859 wurde er außerordentlicher Professor. Mehrere Beiträge in den Sitzungsberichten des Vereins Wiener Ärzte und dann in der Deutschen Vierteljahrsschrift für Zahnheilkunde sowie die Mitarbeit an dem Heider-Wedlschen Atlas sind wertvolle Früchte seiner wissenschaftlichen Tätigkeit. Die 1859 erfolgte Gründung des Central-Vereins Deutscher Zahnärzte hielt Heider für das beste Mittel, die Zahnheilkunde zu heben, und die erste Versammlung erkannte in Heider, obwohl er Österreicher war, in richtigem Takte den Mann, der am besten die Stellung des Präsidenten einnehmen könne, und auch die Redaktion des ein Jahr später gegründeten Vereinsorganes wurde ihm aufgebürdet. Er hat das Amt verwaltet mit Aufopferung an Zeit, Gesundheit und in den ersten Jahren auch an Geld. Nichts hat ihm in den letzten Wochen vor seinem Tode mehr Sorge gemacht als die Zukunft der Zeitschrift. Er starb am 29. Juli 1866.

3. Versammlung, 26. bis 28. August 1861 in Dresden.
3. Vereinsjahr 1861/62.

Diese von 47 Zahnärzten besuchte Versammlung ist ausgezeichnet durch Demonstrationen von Goldfüllungen, nach verschiedenen Methoden durch Döbbelin, Garke, Heider und Zeitmann an Patienten ausgeführt, ferner durch Demonstrationen zum Regulieren der Zähne. Das Richten der Zähne wurde an Modellen und Apparaten gezeigt. Es wurde betont (1861!), daß genaues Ineinandergreifen der oberen und unteren Backen- und Mahlzähne nötig sei. Fricke aus Lüneburg (der Gründer des Vereins) stellte den

Antrag: „Die Kollegen wollen Abgüsse von seltenen und interessanten Fällen samt den Modellen der zu ihrer Behandlung in Gebrauch gezogenen Apparate sowie auch der Abgüsse der regulierten Zahnreihe und die Beschreibung der Behandlung an den Verein einsenden, um so eine Sammlung zu gründen, aus welcher sich die Kollegen Rat erholen können, wenn ihnen neue Fälle zur Behandlung kommen.“ Der Antrag wurde angenommen, aber nicht ausgeführt.

In einer „Korrespondenz“ über diese Versammlung heißt es u. a.: „Was der diesjährigen Versammlung ein so hohes Interesse gab, waren die praktischen Demonstrationen, mit welchen das Erörterte anschaulich gemacht wurde, so daß sich dieselbe wirklich zu einer Schule der Praktiker gestaltete, und wenn diese Richtung, welche so allgemeinen Beifall fand, weiter verfolgt wird, dürfte sich die Jahresversammlung des Central-Vereins Deutscher Zahnärzte sehr bald in eine wandernde Schule für zahnärztliche Praxis verwandeln.“

Der Stand der Zeitschrift stellte sich als günstig heraus.

Ad. zur Nedden wurde mit der Abfassung einer Denkschrift über die Ausbildung der Zahnärzte beauftragt.

Für die Abfassung einer „Anleitung zur Pflege der Zähne“ wurde ein Preis von 40 Talern ausgesetzt. Ein zweiter Preis von 40 Talern wurde für ein neues Instrument, einen ueuen Apparat oder überhaupt einen Gegenstand der Technik ausgeschrieben.

Als ordentliche Mitglieder wurden in dieser Versammlung 24 aufgenommen, zu korrespondierenden wurden 39 ausländische Zahnärzte ernannt. Von den zur Verhandlung vorgeschlagenen Fragen konnten viele nicht zur Besprechung gelangen, „die Zeit reichte lange nicht hin, ungeachtet des Feuereifers der Versammlung, welche mit Ausnahme einer kurzen Pause von 1—3 Uhr beinahe den ganzen Tag von früh 8 Uhr bis abends 6 Uhr zu ihren Arbeiten verwendete“.

Es verlautete, daß man in Sachsen beabsichtige, eine zahnärztliche Prüfung einzuführen, ungefähr nach dem Muster der preußischen und der bayerischen. Gegen diesen Plan eiferte Heider sehr, der auf dem Standpunkte verharrte, daß der Zahnarzt erst Arzt sein sollte, wie es in Österreich seit 1834 gilt.

Bezüglich der Beteiligung an der Weltausstellung in London wird es als erwünscht bezeichnet, daß sich einzelne Mitglieder beteiligen; doch eigneten sich nur Instrumente und andere Gebrauchsgegenstände, niemals aber Gebisse zum Ausstellen, da deren Zweckmäßigkeit und Brauchbarkeit sich nur durch Prüfung im Munde beurteilen lassen.

In einer Beratung über das Füllen der Zähne wurde Gold in erster Linie empfohlen, nächstdem Zinnfolie. Zum Ätzen der Pulpa wurde Arsenik ohne jeden Zusatz empfohlen.

Der Vorsitzende des Central-Vereins bedient sich eines Hammers statt einer Klingel, um Silentium zur Eröffnung der Versammlung und bei den Beratungen zu erzielen. Dieser Hammer ist zierlich aus Elfenbein geschnitzt und wurde bei der 3. Versammlung, in Dresden, dem Präsidenten von Dr. Kranner im Namen des Hamburger Vereins gewidmet. Auf dem Umfange des Hammers sind die Namen der Geber verzeichnet.

Im 2. Jahrgange der Vierteljahrsschrift (1862) findet sich ein wertvoller Beitrag von Ed. Albrecht über „Hereditäre Syphilis und abnorme Zahnbildung", worin die Beobachtungen Hutchinsons, daß die angeborene Syphilis sich durch besondere Formen kennzeichne, kritisiert und auf das rechte Maß zurückgeführt werden. Ferner ist eine Arbeit Humms beachtenswert, über eine „Methode, Kautschukgebisse anzufertigen". In diesem Artikel wird das Verfahren mitgeteilt, Kautschukplatten zu modellieren, um das Pressen zu vermeiden (Hummsche Methode des Stopfens). Kranner beschreibt das Einspritzen des Kautschuks mittels der Holstenschen Spritze.

Heider sucht reformierend auf die Praxis zu wirken in einem zweiten Artikel „Die Vermittlung der Extreme". Zum Ausziehen dürfte die Zange besser als irgend ein anderes Instrument sein, die Schraube sei in den Fällen vorzuziehen, wo die Wurzelwände so dünn sind, daß sie den Druck der Zange nicht aushalten. Der Geißfuß eignet sich nur für lockere Wurzeln, der Schlüssel nur für feste Backzähne, besonders in der Hand von Praktikern, die auf Vereinfachung des Instrumentariums Rücksicht nehmen müssen. Der Hebel wird für untere Weisheitszähne empfohlen. Auch die Vorzüge des Pelikans schildert Heider noch, weiß indes keinen Fall anzuführen, wo er unentbehrlich wäre.

Vom Füllen der Zähne sagt Heider, daß ihre Technik so vollendet dastehe, daß fast keine Schwierigkeit mehr zu groß erscheine. Der Gebrauch der Feile zur Erhaltung kariöser Zähne sei einzuschränken. Zum Füllen wird Gold, Amalgam (aus Gold, Silber, Zinn) und Zinnfolie empfohlen. Der Gebrauch des Sorelschen Zementes sei noch zu neu, um Beurteilung eines Wertes zuzulassen.

Von Büchern erschienen in diesem Jahre: 1. John Tomes, Ein System der Zahnheilkunde, übersetzt von Ad. zur Nedden; 2. J. Richardson, Eine praktische Abhandlung über die zahnärztliche Technik; 3. Albrecht, Klinik der Mundkrankheiten.

Am 3. März 1862 eröffnete Julius Bruck in Breslau eine Poliklinik für Mund- und Zahnkrankheiten. Diese Anstalt gab neben der Klinik für Mundkrankheiten von Albrecht in Berlin damals die einzige Gelegenheit in Deutschland zum Studium der Zahnheilkunde. Sie bestand bis 1889, wo sie durch das jetzt bestehende königliche Institut der Universität abgelöst wurde, an dem Prof. Jul. Bruck die Abteilung für Prothese übernahm.

4. Versammlung, 4. bis 6. August 1862 in Wien.
4. Vereinsjahr 1862/63.

Anwesend waren 71 Zahnärzte. Von den Verhandlungen sind beachtenswert die Beratungen über Kautschukarbeiten, Saugeplatten, Transplantation, Feilen der Zähne und Gipsabdrücke. Diese werden von Süersen warm empfohlen. Zum Vorsitzenden wurde wieder Heider, zu seinem Stellvertreter Hering, zu Schriftführern Kranner und Süersen gewählt. Mitgliederaufnahme konnte in dieser Versammlung nicht stattfinden, weil die Anmeldungen so spät erfolgt waren, daß sie nicht mehr im letzten Heft der Vierteljahrsschrift vor der Versammlung hatten veröffentlicht werden können. Zum ersten Male war mit der Versammlung eine Ausstellung verbunden, die besonders pathologische Präparate und Modelle enthielt.

Der Central-Verein hatte sich nach § 3 seiner Statuten u. a. auch die Gründung von Lokalvereinen zur Aufgabe gemacht. Im ersten Hefte des Jahrganges 1863 der Vierteljahrsschrift erging nun die Aufforderung zur Gründung von Lokalvereinen unter Hinweis auf die Wirksamkeit der Vereine in Hamburg und in Leipzig sowie auf den reichlichen Stoff bei den Verhandlungen des Central-Vereins; es lägen immer mehr Fragen vor, als in 3 Tagen erledigt werden könnten, daher die Hast der Debatten.

Die Berliner Zahnärzte wurden vom Central-Verein aufgefordert, einen Verein Preußischer Zahnärzte zu gründen.

In einem Beitrage der Vereinszeitschrift über Luftdruckgebisse empfiehlt Leopold Wachs zum Abdrucknehmen; Gips sei eine Qual. Eine Saugekammer sei überflüssig.

Der Einfluß der sich im Munde bildenden Säuren durch Zersetzung von stärkemehlhaltiger Nahrung und Zucker wird treffend geschildert von Steinberger „Wie kann der Zucker den Zähnen schaden?". Kinder im dritten und vierten Lebensjahre zeigen oft bei gesunden Backzähnen starke Zerstörung der Kronen der oberen Milchschneidezähne; und was noch vorhanden ist von diesen Kronen, ist vollständig entkalkt und empfindlich. Die Ursache dieser schnellen Zerstörung ist das Saugebäuschchen, das solche Kinder Monate und Jahre gebrauchten, und das viel Zucker enthält, der in Säure übergeht; es sind hierbei alle Bedingungen einer Schnellessigfabrikation erfüllt. Und die Säure wirkt besonders stark kalklösend, weil sie sich z. T. in Statu nascendi befindet. „Bei Erwachsenen werden die Zähne wohl nie solchem Einfluß von Zuckerlösungen ausgesetzt, und doch kann man den schädlichen Einfluß selbst auf bleibende Zähne nicht absprechen, wenn man die Zerstörungen beobachtet, welche der Zuckerstaub bei Zuckerbäckern an den Schneidezähnen anzurichten pflegt."

Die Milchzähne wurden um die Mitte des vorigen Jahrhunderts sehr vernachlässigt. Erst als sich in den 60er Jahren das Füllen der Zähne mehr einbürgerte, wurde auch der Erhaltung der Milchzähne gedacht. Heider ist der erste, der in einem besonderen Beitrage der Vierteljahrsschrift auffordert, daß man die Milchzähne ebenso füllen soll wie die bleibenden.

Zur Nedden schreibt über Adhäsionsgebisse. Ein guter Abdruck ist für diese unerläßlich; Gips und feiner

Sand zu gleichen Teilen sei die einzige Substanz, die einen Abdruck liefert, wie er für Adhäsionsgebisse nötig ist.

In einem redaktionellen Artikel wird die Bevormundung der Zahnärzte durch Chirurgen beklagt und gefordert: „die prinzipielle Lostrennung der Zahnheilkunde von der Chirurgie, ferner die Hinzuziehung von Zahnärzten bei der Beratung aller den zahnärztlichen Unterricht und die Praxis betreffenden Fragen der Gesetzgebung sowie die Beziehung von Zahnärzten zu den zahnärztlichen Prüfungen zu fordern.“

5. Versammlung, 6. bis 8. Juli 1863 in Frankfurt a. M.
5. Vereinsjahr 1863/64.

Zu der Frage: Ist der Zucker den Zähnen schädlich? drückt Zeitmann die Meinung aus, daß das Verkosten von heißem Zucker, wie es die Konditoren und Köche übten, besonders schädlich wäre. Klare beschuldigt den Zuckerstaub. Ebenso Blume, der hinzufügt, er glaube das dadurch nachweisen zu können, daß die Zerstörung bei den Konditoren am Zahnfleischrande beginne. Zu der Frage: Welchen Nutzen gewährt das Füllen der Zahnwurzelkanäle bei noch vorhandener Zahnkrone? äußerte Blume sich dahin, daß das Füllen keinen besonderen Nutzen gewähre!

In bezug auf die Vereinszeitschrift berichtete der Vorsitzende, daß sie ungefähr von der Hälfte aller deutschen Zahnärzte gehalten würde.

Die Vierteljahrsschrift enthält im ersten Hefte des Jahrganges 1864 ein ausführliches Referat der Denkschrift Ad. zur Neddens über die „Verhältnisse der Zahnheilkunde in Deutschland und Anträge auf zeitgemäße Reformen“. Die Denkschrift ist den deutschen Regierungen überreicht worden. Es werden darin die gesetzlichen und Ausbildungsverhältnisse besprochen, wie sie in den einzelnen Staaten bestehen. Die Vorbildung, ärztliche und fachliche Ausbildung ist nach diesen Feststellungen ungenügend. „Soll der Zahnarzt in seinem Berufe die Wege einschlagen, welche die wissenschaftliche Zahnheilkunde verzeichnet, so muß er Arzt sein, d. h. sich einer umfassenden, vollständigen medizinischen Bildung erfreuen. Und diese Notwendigkeit setzt eine klassische Schulbildung, das Absolutorium des Gymnasiums voraus. Hinsichtlich der Fachausbildung sei es Sache und Pflicht des Staates, daß er zum Wohle der Leidenden für die Möglichkeit einer praktischen Ausbildung des Zahnarztes Sorge trage. Es müßten an den Universitäten Polikliniken für Zahnkranke und zahntechnische Laboratorien eingerichtet werden, deren Leitung tüchtigen, auf der Höhe der Wissenschaft stehenden, praktisch gediegenen Zahnärzten anvertraut werden müßte. Diese Anstalten für klinische und operative Zahnheilkunde wie für Zahntechnik müßten diejenigen Studierenden der Medizin besuchen, die sich der Zahnheilkunde widmen wollen. Die Prüfung sollte unter Zuziehung von Zahnärzten geschehen." Im weiteren wird gefordert, daß der Staat jede Konzessionserteilung an Nichtärzte unterlassen möchte. (Es bestand damals noch keine Gewerbefreiheit auf ärztlichem Gebiete.)

Wir sehen aus diesen wie schon aus früheren Äußerungen maßgebender Personen, wie der Central-Verein, abgesehen von einigen Mitgliedern, die anderer Meinung waren, in den sechziger Jahren entschieden für vollständige ärztliche Ausbildung der Zahnärzte eintrat. Bald wird es sich aber zeigen, daß die Regierungen anders entschieden haben.

Vom Jahrgange 1864 an begegnen wir häufiger wertvollen Beiträgen zur Pathologie der Zähne von Prof. C. Wedl in Wien, der als pathologischer Anatom den Zahngebilden besondere Beachtung geschenkt hat. Anderen Orts erscheinen der „Beitrag zur Kenntnis des normalen Zahnbein- und Knochengewebes" von Dr. Neumann in Königsberg, dann die „Replantation und Transplantation der Zähne" von Dr. A. Mitscherlich, Privatdozent in Berlin. Zur Transplantation benutzte Mitscherlich Zähne, die schon seit längerer Zeit von Leichen ausgezogen, dann in Wasser und Chlorwasser mazeriert, von den noch anhängenden Weichteilen und der ansitzenden unorganischen Masse befreit, mit Salzsäure gewaschen und danach trocken aufbewahrt waren. Die Wurzel muß in die Alveole passen, sie darf zur Not ein wenig zu klein sein. Zur Befestigung des transplantierten Zahnes dienen Guttaperchaschienen. Durch die Fixierung ist das in der Alveole anschwellende Periost gezwungen, in jede kleine Lücke oder

Vertiefung des Zahnes einzudringen und ihn fest zu umklammern. Nach und nach entstehen Knochenbälkchen im Periost, so daß der Zahn zuletzt im Knochen fest eingeklemmt wird. Mitscherlich setzte einem Hunde einen einem Hundeschädel entnommenen Zahn ein, der fest wurde. Nach Tötung des Hundes zeigte sich, daß die Pulpa Detritus darstellte. An mehreren Stellen war die Wurzel usuriert bis durch das Zement hindurch, und in den Resorptionshöhlungen befand sich Knochenmasse, die im Zusammenhang mit der Alveolenwand stand. Außer der Transplantation machte Mitscherlich auch Versuche mit Replantationen.

Am 14. September 1863 starb Dr. **Eduard Kranner,** Zahnarzt in Hamburg. Sekretär im Central-Verein. Er hatte 1857 den Verein der Hamburger Zahnärzte gegründet, war dessen Vorsitzender und unterzeichnete als solcher zuerst den Aufruf Frickes zur Gründung eines Vereins deutscher Zahnärzte. Als Sohn eines Zahnarztes 1832 in Hamburg geboren, lernte er bei seinem Vater die Technik, besuchte das Gymnasium, studierte in Wien, machte in Hamburg das Examen als Zahnarzt, promovierte in Gießen und praktizierte dann in Hamburg.

Im Jahre 1864 brachte Ad. zur Nedden sein Kristallgold heraus, das viele deutsche Zahnärzte mit Erfolg angewendet haben und zum Teil heute noch anwenden.

Barna berichtet im Vereinsorgan über Kosmetik und den Schwund der Zähne. Er meint mit Zahnschwund die Abnutzung, Erosion, Abrasion, Usur usw., wobei oft keilförmige Defekte entstehen, manchmal aber auch der Schmelz in seiner ganzen Dicke abgenützt wird; immer sind dabei die Abnutzungsflächen hochpoliert. Der Zustand wurde später als Usur, Abblätterung usw. bezeichnet. Erst 1907 wurde durch Miller die Bezeichnung Zahnschwund wieder eingeführt. Barna hat die ganz richtige Beobachtung gemacht, daß das Leiden nicht vorkommt bei Leuten, die ihre Zähne nicht putzen. Daher müssen wohl die Putzmittel daran schuld sein, und er empfiehlt, nur eine Bürste und reines Wasser zu benutzen. Miller ist auf Grund vieler genauer Beobachtungen und vieler, mit großer Mühe, Sorgfalt und wissenschaftlicher Umsicht ausgeführter Experimente 1907 zu demselben Ergebnis gekommen.

6. Versammlung, 1. bis 3. August 1864 in München.
6. Vereinsjahr 1864/65.

Die Sitzungen wurden in der bayerischen Akademie der Wissenschaften abgehalten. Anwesend waren 77 Zahnärzte. Vorsitzende: Dr. Heider und Dr. Hering, Schriftführer: Dr. W. Süersen.

Zum ersten Male im Verein kam die Stickstoffoxydulnarkose zur Beratung. Man verhielt sich abwartend dem Mittel gegenüber, es lagen noch nicht viele Erfahrungen damit vor.

Süersen hielt Vortrag „Über Vorbereitung zum Ausfüllen solcher Zähne, deren Pulpa mehr oder weniger bloßliegt oder schon zugrunde gegangen ist". Bei gesunden Personen sucht er die nicht entzündete Pulpa zu erhalten, indem er ein Stückchen Papier, mit Chlorzink befeuchtet, darüber legt und darauf füllt. Ist die Pulpa beim Exkavieren stark verwundet worden, so wird die Ätzpaste aufgelegt, was er gern nach 24 Stunden wiederholt. Zur Exstirpation der Pulpa benutzt er eine sogenannte englische Reibahle Nr. 72, die er dunkelrot glüht, und deren Spitze er zu einem Häkchen umgebogen hat. Sodann stillt er die Blutung und füllt den Kanal sofort mit zollangen Streifen von Goldfolie Nr. 4. Ist die Pulpa schon mehr oder weniger faul beim Exstirpieren, oder wenn sie ihre Struktur bereits verloren hat, so erfordert der Wurzelkanal eine längere oder kürzere antiseptische Behandlung (woraus hervorgeht, daß schon 1864 die Wurzelkanäle antiseptisch behandelt wurden). Zu dem Zwecke reinigt er den Kanal zuerst von den organischen Resten der Pulpa und trocknet den Kanal aus, wischt ihn mit Kreosot aus und bringt ein passend zugefeiltes Stückchen Holz hinein, das zuvor gleichfalls in Kreosot getaucht wurde. Stellt sich kein Schmerz ein, so erneuert er den Stift alle drei Tage und wartet mit dem endgültigen Ausfüllen etwa 14 Tage. Stellt sich jedoch Schmerz ein, so wird der Stift herausgezogen, und eine Füllung des Kanals ist unmöglich. Soll der Zahn trotzdem gefüllt werden, so legt Süersen ein Sicherheitsventil an, indem er den Zahn am Zahnhalse anbohrt, so daß also der Wurzelkanal offen bleibt. Ferner empfiehlt er auch, sich jede Füllung zu notieren.

„Wenn man derartige Notizen konsequent durchführt und ebenso gewissenhaft jeden in Erfahrung gebrachten verunglückten Fall aufzeichnet, so gibt das ein sicheres Material für statistische Tabellen, welche wiederum das sicherste Kriterion für den Wert der einzelnen Verfahrungsarten bieten.“

In derselben Versammlung gab Schrott aus Mülhausen i. E. sein „System zur Gewinnung des sichersten Abdrucks und der genauesten Artikulation“ bekannt. Der Abdruck wird auf die Weise gewonnen, daß man erst nach einem Wachsabdruck eine Metallplatte anfertigt, die Ränder so knapp macht, daß man reichlich Guttapercha ankleben kann, und so die Platte, an der Zahnfleischseite mit Guttapercha belegt, in den Mund gibt, damit sich in der Guttapercha von selbst der richtige Eindruck modelliert. Dieses Verfahren bewährt sich besonders (wie später Süersen zuerst gezeigt hat) für Prothesen bei Gaumen- und Kieferdefekten.

Ad. zur Nedden demonstrierte seine Methode zur Beleuchtung der Mundhöhle. Er bedient sich eines zwischen Kugelgelenken hängenden Konkavspiegels von 4 Zoll Durchmesser und $2^1/_2$ Zoll Brennweite, wie man ihn zu Kehlkopfuntersuchungen benutzt. Der Spiegel wird an der linken Seite des Stuhles angebracht an einer Messingstange, die hoch und niedrig zu stellen ist. Oder es wird ein Stativ benutzt in der Weise, daß der Spiegel an einem mit zwei beweglichen Gelenken versehenen Arme leicht und schnell in jede beliebige Stellung gebracht werden kann. Der Patient sitzt mit dem Rücken gegen das Licht, und der Spiegel wird so gerichtet, daß die Lichtstrahlen in die Mundhöhle fallen.

Sodann kam die Frage zur Beratung: „Ist für den Zahnarzt ärztliche Bildung erforderlich, oder genügt die Aneignung technischer Fertigkeiten?“ Wir haben schon erwähnt, daß sich die meisten und gewichtigsten Stimmen damals für die vollständige ärztliche Ausbildung aussprachen. Hier will ich noch die Stimme eines hervorragenden Praktikers, der sich dagegen ausspricht, wiedergeben. In dem Bericht heißt es: „Blume aus Bern hält die ärztliche Vorbildung nicht für notwenig; denn es gibt nur eine Zeit im Menschenleben, wo man geeignet ist zur Erwerbung mechanischer Fertigkeiten. Ist einmal diese verpaßt, so werden wenige Naturen befähigt sein, sich das Versäumte in späteren Jahren anzueignen. Was hat den Amerikanern den Erfolg gesichert? Große Wissenschaftlichkeit? Nein! Die Zahl derjenigen, die große Wissenschaftlichkeit besitzen, ist sehr klein! Weil sie Gelegenheit hatten, von unten auf diese mechanische Fertigkeit sich im hohen Grade anzueignen. Redner hält Medizin und Chirurgie für Hilfswissenschaften, für das Mittel zum Zweck, aber nicht für den Zweck selbst" usw.

Sodann wurde über Aluminiumplatten beraten. Süersen hat an eine Aluminiumplatte Zähne mit Kautschuk befestigt und sie tragen lassen. Nach 13 Monaten sah die Platte noch sehr gut aus. Weber hat vor Jahren Aluminium angewendet; es zeigten sich jedoch jeden Tag neue Rauhigkeiten daran. Die Erfahrungen der übrigen Redner waren meist ungünstig.

Bei den Neuwahlen trat Zeitmann als Kassierer in den Vorstand ein, zur Nedden als Schriftführer.

Auf Antrag Heiders wurde beschlossen, daß der Verein eine goldene Medaille im Werte von 40 Talern und eine gleichgroße silberne Medaille prägen lasse, um sie künftig für außergewöhnliche Leistungen auf dem Gebiete der Zahnheilkunde zuzuerkennen.

Heider beantragte ferner, dem Dozenten an der Universität in Berlin Dr. Ed. Albrecht für seine Verdienste um die Zahnheilkunde und für die vielfachen Opfer, die er dem klinischen Unterricht unserer Fachwissenschaft schon gebracht habe, die Anerkennung des Vereins auszusprechen. Süersen schließt sich dem an und stellt den Antrag, Dr. Albrecht die neu kreierte Medaille des Vereins zu verleihen oder ihn zum Ehrenmitgliede zu ernennen. Die Versammlung entscheidet sich für die Ehrenmitgliedschaft.

Ein seit 3 Jahren ausgeschriebener Preis für eine Anleitung zur Pflege der Zähne und des Mundes erhielt nach einstimmigem Gutachten des aus 5 Mitgliedern zusammengesetzten Preisrichterkollegiums Dr. Süersen aus Berlin. Drei im vorigen Jahre und zwei dieses Jahr eingereichte Arbeiten hatten die Zustimmung der Preisrichter nicht erhalten. Süersen sprach seinen Dank aus und verzichtete auf den Geldpreis.

Schrott erhielt den technischen Preis von 40 Talern für sein System, den genauesten Abdruck und die sicherste

Artikulation zu erhalten. Zur Nedden erhielt — da das Preisrichterkollegium nach den Statuten in einem Jahre nur einen technischen Preis zuerkennen konnte — ein Dankschreiben für seine instruktive Demonstration über Beleuchtung der Mundhöhle.

Für literarische Beiträge zur Vierteljahrsschrift an Nichtmitglieder wurden wieder 60 Taler, für Holzschnitte 20 Taler auf das laufende Jahr bewilligt.

Über die Standesverhältnisse der Zahnärzte machte Dr. Leopold im Korrespondenzblatte des Württembergischen Ärztlichen Vereins Mitteilung. Besonders geißelte er den Unfug, durch den jeder Laie, der bei einem Zahnarzte als Handlanger bedienstet war, in wenigen Wochen faktisch Zahnarzt sein konnte, wenn er sich mit einem Chirurgen in einen Kontrakt einließ, durch den dieser gegen eine gewisse Summe den Namen zur Firma hergab. Durch diesen Mißstand war es in Württemberg dahin gekommen, daß es kaum ein halbes Dutzend wirklich berechtigter Zahnärzte gab, dagegen die drei und vierfache Zahl Pfuscher zahnärztliche Praxis trieb.

7. Versammlung, 7. bis 9. August 1865 in Leipzig. 7. Vereinsjahr 1865/66.

Vorsitzende: Heider und Hering; Schriftführer: Süersen.

Süersen sprach über Adhäsionsplatten und empfahl wiederum den Gipsabdruck. Bezüglich der Artikulation muß man von der regelmäßigen Stellung der Zähne absehen; wenn der Oberkiefer zu schmal ist, muß man die Mahlzähne einwärts stellen.

Um alte, oft reparierte Kautschukplatten wieder weicher und elastischer zu machen, gab Wehner an, sie in Schwefeläther zu legen.

Süersen, Schrott und zur Nedden erhielten die Goldene Medaille. — Es wird beschlossen, ein großes Album anzuschaffen und es den beiden Vorsitzenden Heider und Hering zu dedizieren. Das Album soll jedesmal an dem Orte der Versammlung bleiben und durch ein Mitglied zur nächsten Versammlung mitgebracht werden. Es enthält Raum für etwa 400 Photographien in Visitenkartenformat. Doch haben nur in den ersten 20 Jahren eine Anzahl Mitglieder ihre Photographie ins Album getan, und mehrere dieser Photographien haben zu den betreffenden Abbildungen in diesem Buche als Vorlagen gedient. In den letzten 20 Jahren ist das Album auf den Versammlungen nicht mehr zu sehen gewesen.

Eine Statutenänderung hat stattgefunden; danach werden 3 Schriftführer und 3 Vorsitzende gewählt, und zwar für dies Jahr: Heider, Hering, Fricke als Vorsitzende; Süersen, zur Nedden, Leopold als Schriftführer.

In der Vierteljahrsschrift schrieben Wedl und Heider über Zysten, wobei zur Behandlung angegeben wird, man könne nach der Eröffnung die Zystenwand mit Höllenstein, Chlorzink oder Jodtinktur ätzen; es folge darauf Eiterung und Verkleinerung der Zyste. „Man könne auch durch langes fortgesetztes Einspritzen mit Wasser ohne allen Zusatz oder mit adstringierenden Mitteln, als Tannin, eine allmähliche Verminderung des Zysteninhaltes, Verkleinerung der Zyste und Veröden derselben herbeiführen.“

Zsigmondy besprach die interstitiären Reibungsflächen der Zahnkronen, die bis dahin nicht beachtet worden waren.

Im Jahre 1864 und 1865 erschienen Waldeyers Untersuchungen über die Entwicklung der Zähne.

8. Vereinsjahr 1866.

Weil 1866 — des Krieges wegen — keine Versammlung stattfand, wurde auch kein Mitgliedsbeitrag erhoben. — Schrott hat 300 Frcs. geschenkt zur Gründung eines Preises für hervorragende Leistungen (Schrottstiftung). — An der Preisschrift von Süersen „Die Pflege der Zähne“ hat der Central-Verein für das Jahr 1865 einen Gewinnanteil von 281 Talern gehabt, ein Zeichen, daß die Prämiierung durch den Central-Verein wohl dem Vertriebe des auch wirklich guten Buches recht förderlich gewesen sein muß. Das Buch hat sicher sehr viel zur Zahnpflege im Volke beigetragen.

Das dritte Heft der Vierteljahrsschrift bringt die Anzeige von dem Ableben Heiders und das 4. Heft den Nekrolog. Der Vorsitz des Vereins geht daher auf den ersten Stellvertreter Hering über, die Redaktion auf zur Nedden.

Heider hatte 1864 eine kleine Schrift „Zur Reform des zahnärztlichen Unterrichts in Deutschland“ herausgegeben, auf die Prof. Hoffmann in München eine Erwiderung in Henkes Zeitschrift für Staatsarzneikunde 1865 veröffentlichte, die die Zahnärzte zu verkleinern geeignet war. Er verlangt, jeder Zahnarzt sollte Doktor sein, und bis das der Fall, sollten sich die Doctores rite promoti, die die Zahnheilkunde ausüben, streng von den Zahnärzten absondern. Der Central-Verein möge sich auflösen. Darauf antwortete Dr. med. Leopold aus Stuttgart 1865 sehr energisch zurückweisend und den Central-Verein verherrlichend. „Wahrhaftig, es gehört eine große Naivetät dazu, uns zuzumuten, daß wir von den Ärzten unser Heil erwarten sollen“ usw.

Niemeyer berichtet über einen Fall gewaltsamer Drehung eines mittleren Schneidezahnes um 90 Grad mit Hilfe der Zange bei einem 9jährigen Knaben, wobei nur einige Tropfen Blut abflosssen. Der Zahn wurde durch Kappe und Ligatur befestigt und wuchs in 14 Tagen an. Die Operation gelingt nach Niemeyer am leichtesten etwa ein Jahr nach dem Durchbruch des Zahnes, ehe die Wurzel ihre volle Länge und ausgeprägte Form erlangt hat.

Tofohr hat einen Gaumenobturator hergestellt, wobei der für das Bereich des weichen Gaumens bestimmte Teil ebenso aus hartem Kautschuk und ebenso dünn war wie der Teil, der den harten Gaumen bedeckt. Das Maß des Defektes im weichen Gaumen hatte Tofohr mit einem Stück Stanniol gewonnen, das er nach und nach so beschnitt, bis es in den Spalt paßte. Die danach gefertigte, nach der Mundhöhle zu konkave Kautschukplatte zwischen den Uvulahälften reicht nach hinten bis fast an die hintere Rachenwand und ver- schloß den Defekt, während die Uvulahälften sich frei bewegen konnten.

C. Sauer begegnet uns 1866 zum ersten Male in der Vierteljahrsschrift, indem er zwei neue Instrumente zum Füllen mit Gold beschreibt.

Mühlreiter bricht eine Lanze für die Gebißklammern, die seit der Einführung des Kautschuks, der die Herstellung von Saugeplatten leicht ermöglicht, oft verurteilt werden. Nur müssen die Klammern elastisch sein, damit sie knapp am Zahnhalse anliegen, wenn sie über den breitesten Teil des

Zahnes geschoben sind, und sie müssen nicht die einzige Befestigung sein, sondern eine Gaumenplatte muß als Zwischenglied die Befestigung ergänzen.

Eine Eingabe an die Regierungen um bessere Unterrichtsverhältnisse hat nur geringen Erfolg gehabt. Das 2. Heft der Vierteljahrsschrift 1866 enthält die Mitteilung, daß in Bayern, wo eben erst das charlatanmäßige Auftreten zweier Zahnärzte in einer politischen Zeitung öffentlich gebrandmarkt worden war, kürzlich ein Goldarbeiter und zwei Bader Dispens von mehreren wesentlichen Bedingungen erhalten haben. Die Dispenserteilung ging in dem einen Falle vom Ministerium, in den beiden anderen von den Kreisregierungen aus. In Württemberg antwortete die Regierung, daß dort die Verhältnisse geregelt wären, indem nur die geprüften Ärzte und die Wundärzte 1. und 2. Klasse zur Ausübung der Zahnheilkunde ermächtigt seien. Doch solle künftig auch eine Prüfung solcher Personen stattfinden, die, ohne Ärzte oder Wundärzte zu sein, in der Zahnheilkunde eine theoretische und praktische Ausbildung genossen haben, die sie befähigt, als Zahnärzte zu praktizieren. Zahntechniker aber, die sich mit Ausübung der Zahnheilkunde, sei es allein oder in Verbindung mit Wundärzten, befassen, sollen bestraft werden.

C. Sauer veröffentlicht im ersten Hefte der Vierteljahrsschrift 1867 einen Aufsatz über die Anwendung der örtlichen Kälte nach Richardsons Verfahren, also den Atherspray. Früher hat man in Kältemischungen abgekühlte Flüssigkeit angewendet, die durch Röhren in ein häutiges Mundstück getrieben wurde; der Ätherspray bedeutet einen Fortschritt in der örtlichen Anästhesie, wenngleich die Erfolge noch sehr gering waren.

Der Schlüssel zum Zahnausziehen ist um diese Zeit von den Zahnärzten schon ziemlich aufgegeben, bei den Chirurgen aber noch sehr geschätzt. In einer Besprechung des Strohmeyerschen Lehrbuches der Chirurgie äußert sich Pauli in den Schmidtschen Jahrbüchern dahin, daß er mit dem Schlüssel in den schwierigsten Fällen zum Ziele gekommen sei. Man müsse nur nicht zu schnell operieren und den Zahn bloß damit luxieren und dann nötigenfalls mit der Zange wegnehmen. Leopold antwortet darauf in der Vierteljahrsschrift für Zahnheilkunde, daß er den entschiedenen Nutzen des Schlüssels für gewisse, allerdings seltene Fälle nicht in Abrede stelle, daß aber die Zange demjenigen Operateur unentbehrlich sei, der damit zu operieren verstehe; es sei ein unzweifelhafter Fortschritt unserer Wissenschaft durch die Einführung anatomisch gearbeiteter Zangen bezeichnet.

Haun macht sein Verfahren, Kieferbruchschienen anzufertigen, bekannt. Er drückt den zerbrochenen Unterkiefer in der richtigen Stellung gegen den Oberkiefer. In dieser Stellung erhält er den Kiefer durch Binden und hüllt dann den ganzen Unterkiefer außen in Gips ein. Sobald dieser erstarrt ist, läßt er den Mund öffnen und nimmt Abdruck von den unteren Zähnen. Dabei muß ein Gehilfe die äußere Gipsstütze fest gegendrücken, daß die Zähne die richtige Stellung behalten. Nach dem Abdruck wird ein Modell gegossen und nach diesem eine Kautschukkappe angefertigt, die fazial bis an die Muskelansätze, lingual bis an den Mundboden reicht, aber nicht dicht am Zahnfleisch und den Zähnen anliegt, sondern Platz läßt für eine Zwischenschicht aus Guttapercha. Damit diese oben herausquellen kann, wo zu viel ist, wird die Kappe über jedem Zahne durchbohrt. Wenn alles gut liegt, wird der Unterkiefer einen Tag mit einer Binde gegen die oberen Zähne festgedrückt erhalten.

Der neue Redakteur Ad. zur Nedden, der nach Heiders Tode auf Anordnung des Vorstandes die Schriftleitung übernommen hatte, hält auf den guten Ruf der Vierteljahrsschrift. Ein Mitarbeiter hatte einen Aufsatz gleichzeitig an die Vierteljahrsschrift und an den „Zahnarzt" geschickt. Darauf veröffentlichte der Redakteur im 2. Heft der Vierteljahrsschrift 1867 folgendes: „Der oben mitgeteilte Aufsatz des Herrn Hofzahnarzt Leopold ist bereits im Februarhefte des „Zahnarzt" veröffentlicht worden. Ich konnte nicht ahnen, daß eine solche Arbeit, welche in dem begleitenden Briefe ausdrücklich als ein für die Vierteljahrsschrift bestimmter Aufsatz bezeichnet wurde, vom Verfasser zwei Zeitschriften zur Veröffentlichung zugeschickt werden würde. Ein solcher Schritt eines Autors ist wohl noch nicht weiter bekannt! Ich bedauere, daß die Veröffentlichung in diesem Hefte wegen zu weit vorgeschrittenen Druckes nicht mehr inhibiert werden konnte. Ad. zur Nedden."

8. Versammlung, 5. bis 7. August 1867 in Hamburg.
9. Vereinsjahr 1867/68.

Vorsitzende: Dr. Hering sen. und Dr. Leopold, dann Dr. Klare und Dr. W. Süersen; Schriftführer: Ad. zur Nedden. Die wissenschaftliche Bedeutung dieser Versammlung liegt besonders in dem Vortrage von Dr. W. Süersen „Über die Herstellung einer guten Aussprache durch ein neues System künstlicher Gaumen bei angeborenen und erworbenen Gaumendefekten". Es handelt sich um die Beschreibung des Süersenschen Obturators, seine Herstellungsweise und die theoretische Begründung seiner Wirkung. Diese wurde am Patienten gezeigt. Für den harten Gaumen wird eine Platte aus Hartkautschuk gefertigt, die in einen Fortsatz nach hinten in den Spalt des weichen Gaumens bis ca. 6 mm vor der Rachenwand ausläuft. An diesen Zapfen wird weiche Guttapercha etwa walnußgroß gepackt und in den Mund gegeben, damit sich die Weichteile des Rachens darin abdrücken (Schrottsches Abdruckverfahren). Die so erhaltene Guttaperchaform wird dann in Hartkautschuk hergestellt. Die Gaumensegelhälften müssen sich leicht an den hochpolierten Seitenwänden des Obturators auf- und abbewegen können, und die Muskulatur der hinteren Rachenwand stößt bei der Kontraktion nach Bedarf der Aussprache an die hintere Wand des Obturators an, so daß zeitweilig ein dichter Verschluß zwischen Mund- und Nasenrachenhöhle möglich ist. Bereits im Dezember 1865 hatte Tofohr im Hamburger Verein einen künstlichen Gaumen demonstriert (Vierteljahrsschrift 1866, S. 21), von dem er den günstigsten Erfolg hatte. An diesem Apparat bestand der dem weichen Gaumen entsprechende Teil aus einer dünnen Platte Hartkautschuk. Tofohr hat das Maß des Defektes ermittelt, indem er ein Stück Stanniol so beschnitt, daß es zwischen die Uvulahälften paßte. Nach dieser Form wurde dann die Kautschukplatte wiedergegeben. Es ist klar, daß das Abdrucknehmen nach Süersen zuverlässigeren Verschluß sicherte. Im Laufe der Jahre hat es sich jedoch gezeigt, besonders nach den Versuchen von Warnekros, daß der Süersensche Obturator viel dünner gemacht werden kann, als ihn Süersen angab.

Geh. Hofrat Dr. W. Süersen, in Berlin, s. Z. Hofzahnarzt Kaiser Wilhelms II., ist der einzige noch lebende Zahnarzt, der bei der Gründung des C.-V. 1859 beteiligt gewesen ist. Als Verfasser der vom Verein preisgekrönten populären Schrift „Anleitung zur Pflege der Zähne und des Mundes“, Erfinder des Süersenschen Obturators, wofür er die goldene Medaille des Vereins erhielt, erfreut sich Süersen eines gewissen Ruhmes in weiten Kreisen. Er ist außerdem Verfasser einiger wertvoller Beiträge in der Deutschen Vierteljahrsschrift f. Zahnheilkunde. Im Central-Verein hatte er mehrere Jahre die Stellung eines Schriftführers und dann des stellvertretenden Vorsitzenden inne. Seit 1876 hat er jedoch keine Versammlung mehr besucht, und seit einer langen Reihe von Jahren hat er auch die Praxis aufgegeben. 1890 wurde er zum Ehrenmitglied des Central-Vereins ernannt.

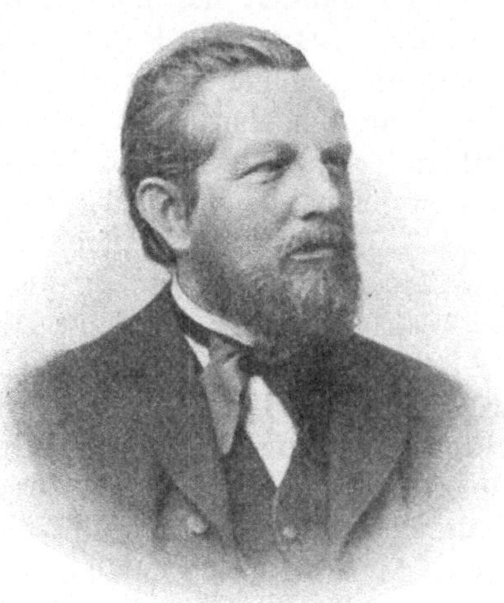

W. Süersen.

Eine in der 8. Versammlung zur Beratung gestellte Frage lautete: Hat der Hammer zum Zweck des Plombierens in Deutschland Anwendung gefunden, und welche Erfolge sind aufzuweisen? Die Redner sprechen sich für den Hammer aus.

Süersen berichtete über die Implantationsversuche Mitscherlichs. Die Versuche sind nicht nur an Hunden, sondern auch an Menschen gemacht worden. Einer Dame hatte Mitscherlich vor $6^1/_2$ Jahren an Stelle eines ausgezogenen oberen Eckzahnes einen unteren Prämolar gesetzt (weil kein Eckzahn zur Hand war). Der Zahn steht noch fest im Kiefer.

„Die Karbolsäure als nervzerstörendes Mittel“ war eine der für die Hamburger Versammlung aufgestellten Fragen. Dieses Arzneimittel war damals neu.

In der Mitgliedersitzung wird Hering zum Ehrenpräsidenten ernannt. Leopold wird 1. Vorsitzender, Süersen 2. Vorsitzender, Dr. Klare 3. Vorsitzender; zur Nedden 1. Schriftführer, Humm 2. Schriftführer, Tofohr jr. 3. Schriftführer.

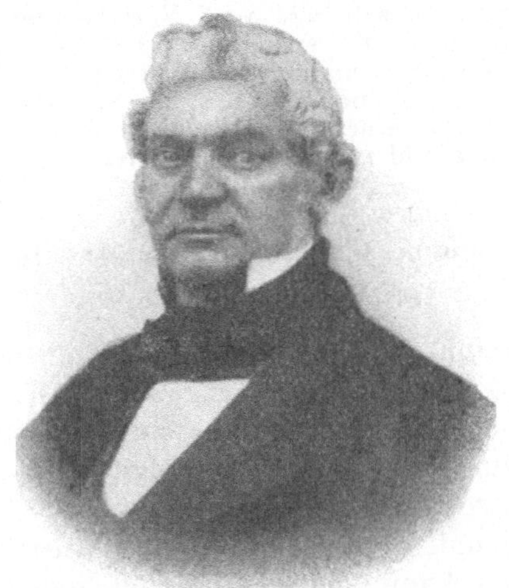

Ed. Hering.
geb. 1808. gest. 1868.

Der Preis der Vierteljahrsschrift, die um diese Zeit jährlich 20—21 Bogen enthält, wird von 1 Taler 10 Sgr. erhöht auf 2 Taler 20 Sgr. Zur Nedden wird als Redakteur, da er für Heider auf Anordnung des Vorstandes eingetreten war, bestätigt.

Als Privatdozent habilitierte sich in Halle a. S. Hohl mit der Schrift „De novis pulpae dentis formationibus“. Er unterscheidet Neubildungen 1. aus Zahnbein, 2. solche aus Zahnbein und Knochensubstanz und 3. Knochen allein bestehend. Von Buzer erschien ein „Handbuch der Zahnheilkunde“, für Ärzte geschrieben. Albrecht wurde zum Professor der Zahnheilkunde ernannt.

Hofzahnarzt Dr. Ed. Hering. Am 16. Juli 1868 starb der langjährige 2. Vorsitzende, zuletzt Ehrenpräsident des Central-Vereins

Dr. Ed. Hering, Hofzahnarzt in Leipzig. Er war 1808 in Leipzig geboren, wo er auch das Gymnasium und 1828 bis 1830 die Universität besuchte. 1830 machte er als Militärarzt den Feldzug gegen die polnische Revolution mit und avancierte zum Stabsarzt. Dann studierte er in Würzburg und promovierte dort zum Dr. med. In Leipzig ließ er sich als Zahnarzt nieder und erfreute sich bald einer großen Praxis. 1858 war er lebhaft tätig an der Gründung eines Vereins Sächsischer Zahnärzte, dessen Vorsitzender er wurde. Die Gründung des Central-Vereins förderte er eifrig; bei der konstituierenden Versammlung war er Alterspräsident; 7 Jahre war er mit Heider die Seele des Vereins und arbeitete als 2. Vorsitzender rastlos und unermüdet für ihn. In der 8. Versammlung 1867 wurde er zum Ehrenpräsidenten des Vereins ernannt. Der Vorsitzende, Dr. Leopold, klagte bei der Eröffnung der Versammlung am 3. August 1868: „Uns allen ist zu Mute wie einem Kinde, das in kurzer Zeit Vater und Mutter verloren hat und nun verwaist in der Welt dasteht.“

9. Versammlung, 3. bis 5. August 1868 in Dresden. 10. Vereinsjahr 1868/69.

In der neunten Versammlung wurde zum ersten Male die Zystenbildung zur Besprechung gestellt. Die Frage lautete: „Steht die Zystenbildung in direktem Zusammenhange mit Wurzelhautentzündung, oder ist sie Folge des Verschlusses von Ausführungsgängen der Schleimfollikel?“ Die Antwort war so wenig befriedigend, daß hier auf vage Ansichten nicht eingegangen werden kann. Nur sei erwähnt, daß der Vorsitzende, Leopold, über verschiedene Ansichten der Autoren bezüglich der Einteilung referierte und meinte, die Ursachen der Entstehung der Zysten seien vollkommen dunkel.

Bezüglich des Süersenschen Obturators hat Hartung beobachtet, daß die hintere Partie nicht so stark zu sein braucht, wie Süersen angegeben hatte; Hauptsache sei Stärke der Seitenwände.

Süersen empfahl Aluminium zu Gebißplatten. Die Zähne werden mit Kautschuk daran befestigt; der Kautschuk haftet am Aluminium, wenn man die Platte am Rande einsägt und die so entstehenden Zapfen umbiegt.

C. Sauer hielt Vortrag über das Stickstoffoxydul, das erst seit zwei Jahren etwas Eingang in die Praxis in Deutschland gefunden hatte. Weiter wird über die Wirkung der Karbolsäure berichtet, die auch erst seit zwei Jahren in der Zahnheilkunde gebraucht wird.

In der Vierteljahrsschrift schreibt Hohl über die Entstehung der freien Odontome. Sie gehen von den länglichen Dentinzellen aus, die aus den rundlichen Zellen des Pulpagewebes entstehen.

Klein aus Stuttgart berichtet über gegossene Aluminiumplatten nach Bean. G. Blume hat viel Versuche mit Aluminium gemacht. Zu Platten, woran die Zähne mit Kautschuk befestigt werden, bewährt es sich. Der Guß aber gelingt schwer, weil das geschmolzene Metall immer etwas dickflüssig bleibt, beim geringsten Luftzutritt erstarrt und dem Guß der Druck des nachfließenden Metalles fehlt. Getriebene Platten sind übrigens solider als die gegossenen.

Mühlreiter erörtert die Notwendigkeit, ausgezogene Zähne zu untersuchen. Die Zähne sollten gesprengt werden, damit man von der Beschaffenheit des Pulpeninhaltes Kenntnis nimmt. Der Verlauf der Wurzelkanäle, ihre Weite usw. ist zu beachten. Wer mehr Zeit hat, möge zu mikroskopischen Untersuchungen übergehen.

Im Jahre 1868 erschien der „Atlas der Pathologischen Anatomie der Zähne“ von Heider und Wedl, der dem Central-Verein gewidmet war und als eins der wertvollsten Werke der zahnärztlichen Literatur bezeichnet zu werden verdient.

Kollmann veröffentlicht seine Untersuchungen über das Schmelzoberhäutchen und die Membrana praeformativa. Boll berichtet über die Endigungen der Pulpanerven. An der Grenze zwischen dem eigentlichen gefäßreichen Pulpagewebe und den oberflächlichen Zellenschichten befindet sich ein besonders dichtes Netz von Fibrillen, aus dem sich einzelne Nervenfasern senkrecht erheben und sich durch die Zellenschicht ihren Weg auf die freie Oberfläche der Pulpa bahnen. Den Beweis, daß diese Fasern in das Zahnbein eindringen, konnte Boll nicht liefern, aber er schließt es aus dem ganzen Verhalten. Die Zellenschicht liegt der Dentinwand zu eng an als daß die Nerven noch dazwischen Platz hätten. Boll nimmt deshalb im Zahnbein zwei Arten Kanäle an: solche, in die sich Zellenfortsätze erstrecken, und solche, in die Nervenfibrillen eintreten.

**10. Versammlung, 2. bis 4. August 1869 in Frankfurt a. M.
11. Vereinsjahr 1869/70.**

Unter der Überschrift „Central-Verein Deutscher Zahnärzte" bereitete zur Nedden die Mitglieder bereits im Aprilheft der Vierteljahrsschrift auf diese Versammlung vor. „Die Versammlungen sind eins der Hauptmittel zur Erfüllung des Zweckes dieses Vereins, zum Austausch der gemachten Erfahrungen, zur Mitteilung neuer Entdeckungen, neuer Methoden zu arbeiten und zu operieren, zum Vorzeigen neuer Instrumente und zur Erklärung der Anwendungsweise derselben" usw. . . . „Es ist nötig, daß die einzelnen Punkte des Programms und zunächst die zur allgemeinen Diskussion vorgeschlagenen Fragen nicht, wie vielfach bisher, oberflächlich besprochen, sondern von Grund auf wissenschaftlich erörtert werden."

Im Julihefte wird die Tagesordnung bekannt gegeben. Das Hauptgewicht soll dies Jahr auf praktische Demonstrationen gelegt werden, zu denen C. Sauer die Tagesfrage des Stickstoffoxydulgases durch einen theoretischen Vortrag und Experimente am Lebenden erschöpfend zu behandeln versprochen hat. Süersen, Degener und Döbbelin wollen Goldfüllungen nach verschiedenen Methoden ausführen.

Vorsitzender der Versammlung ist Leopold, dem wenige Wochen nach der Versammlung ein Sturz vom Pferde den Tod brachte; er war nur 40 Jahre alt geworden.

Bei Eröffnung der Versammlung betonte Leopold die Standesehre, die Hebung der sozialen Verhältnisse der Zahnärzte, die zu erstreben der Verein eifriger bemüht sein sollte. Was die hochwichtige Unterrichtsfrage betrifft, so hätten wir nicht durchdringen können; „der Staat, die Regierungen tun nichts für uns Zahnärzte, den Privaten fehlt es an den zwei Hauptfaktoren, Zeit und Geld, Geld und Zeit". Er gesteht nun daß ihm das ewige Greinen über mangelnde Unterstützung, über Nichtregelung unserer Standesverhältnisse nie gefallen habe. „Ferner ist es ganz verkehrt, polizeilichen Schutz gegen unwürdige Konkurrenz zu erflehen, auch wenn Gesetzesparagraphen hierzu berechtigen; die Zeit ist unerbittlich, nur der gebildete, kenntnisreiche Mann, zumal wenn er damit strenge Gewissenhaftigkeit verbindet, ist der Mann der Zukunft, und diese wiederum gehört nicht den laxen und verneinenden Geistern, sondern den bauenden." Diese Worte Leopolds mögen als ein teures Vermächtnis des Hingeschiedenen in Ehren gehalten werden!

Hofzahnarzt Dr. med. Leopold aus Stuttgart war im Central-Verein ein eifriges Mitglied, das sich in verständiger Weise um die Hebung des zahnärztlichen Standes bemühte. Er wurde 1865 zum stellvertretenden Schriftführer, 1867 zum zweiten Vorsitzenden gewählt; erster Vorsitzender war er 1868 bis zu seinem Tode, 1869.

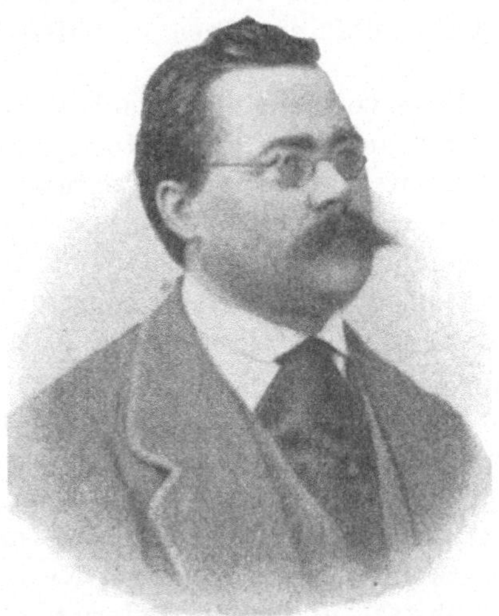

Leopold.
geb. 1829. gest. 1869.

In den wissenschaftlichen Verhandlungen teilte Wehner seine langjährigen Beobachtungen mit über die Frage: „Läßt sich aus der Form der Zahnkrone ein sicherer Schluß auf Form und Stellung der Wurzeln ziehen?" Er stellte den allgemeingültigen Satz auf: Bestimmend für die Richtung der Wurzeln der Mahlzähne ist die Richtung der Distal- und Mesialflächen der Kronen zur Längsfläche des Zahnes, d. h. zu einer senkrecht auf die Mitte der Kaufläche des Zahnes fallenden und in derselben Richtung durch den Zahn verlaufenden Geraden. In dem Winkel, in dem diese Seitenflächen der Kronen gegen den Zahnhals zu verlaufen, in demselben Winkel springen die

Wurzeln von der Längsachse ab. — Wehner erhielt für diesen Vortrag auf Beschluß des Preisrichterkollegiums öffentliche Anerkennung, ebenso Sauer für seine Demonstration von Stickstoffoxydulnarkosen, Hartung für Nachweisung schöner Erfolge mit dentistisch - chirurgischen Prothesen, Saal für Vorzeigung eines Falles von Gaumenspalte und sinnreicher Instrumente, Christ für einen Vulkanisierapparat.

Ad. zur Nedden besprach die Behandlung der Wurzelhautentzündung, wobei er auf die Notwendigkeit hinwies, vor allem die Pulpahöhle zu öffnen und den Wurzelkanal zu reinigen.

In der Mitgliederversammlung brachte zur Nedden den Antrag ein, es mögen dem Präsidium bestimmte Vollmachten gegeben werden einzuschreiten, falls sich ein Mitglied marktschreierischer Ankündigungen in öffentlichen Blättern bedient. Es wurde deshalb ein Zusatz zu § 14 der Statuten beschlossen, der da lautete: „Hierunter sind auch insbesondere verstanden marktschreierische Anzeigen in öffentlichen Blättern, sei es daß sie durch ihre Form oder durch die Häufigkeit ihres Erscheinens die Begriffe von Ehre und Anstand verletzen. — In solchen Fällen wird die Ausschließung des betreffenden Mitgliedes von der Vereinsleitung in denselben Blättern bekannt gemacht, in welchen diese Annoncen erlassen waren.“ — Diesen Statutenzusatz bringt zur Nedden im nächsten Hefte der Vierteljahrsschrift den Mitgliedern noch eindringlicher zur Kenntnis. Er fügt hinzu, es sei in gleicher Weise die Standesehre verletzend, wenn Mitglieder des Vereins die ihnen von seiten des Vereins gewordenen Anerkennungen und Auszeichnungen oder selbst die Mitgliedschaft des Vereins benützen, um Reklame zu machen, „wenn sie, wie es geschehen, das Anerkennungsschreiben des Vereins wörtlich abdrucken lassen und sich, unter Hinweis auf dasselbe, dem zahnleidenden Publikum empfehlen“. — Ein Mitglied, das das getan hatte, ist aus dem Verein ausgeschieden.

Klare hat bei der Kommission zur Aufstellung von Preisfragen folgendes Thema vorgeschlagen: „Welchen Einfluß haben die Krankheiten der Zähne auf den Gesamtorganismus?“ Als Preis wurde die goldene Medaille bestimmt. Baume gibt im Vorwort zu seinem Lehrbuche der Zahnheilkunde an, daß er sich an die Beantwortung dieser Frage gemacht habe, und daß dabei das Buch entstanden sei.

Prof. Wedl in Wien wird in Anerkennung seiner Verdienste um die wissenschaftliche Förderung der Zahnheilkunde zum Ehrenmitgliede ernannt.

C. Wedl, Dr. med., ordentlicher Professor der Pathologischen Histologie an der Wiener Universität und Hofrat, war 1815 geboren. 1841 promovierte er in Wien. Zuerst praktizierte er in Ischl und Salzburg als Arzt, 1844 machte er eine Reise durch Deutschland, England und Frankreich. 1849 habilitierte er sich als Privatdozent für Pathologische Histologie in Wien, 1853 wurde er außerordentlicher, 1872 ordentlicher Professor, 1882 war er Rektor an der Universität. Er schrieb „Grundzüge der Pathologischen Histologie", „Atlas der Pathologischen Histologie des Auges", „Pathologische Anatomie des Auges", „Pathologie der Zähne", „Atlas zur Pathologie der Zähne". In der Deutschen Vierteljahrsschrift für Zahnheilkunde erschienen ferner noch eine Anzahl zahnpathologischer Arbeiten. Zu den bahnbrechenden Arbeiten auf dem Gebiete der Pathologie der Zähne hatte Wedl die Anregung von Heider erhalten, mit dem zusammen er mehrere Themata bearbeitete. Wedl starb 1891.

In der Vierteljahrsschrift 1870 wird, von Sauer, zum ersten Male das Wasserstoffsuperoxyd empfohlen.

In Buchform erschien Mühlreiters „Anatomie des menschlichen Gebisses", die wohlberechtigte Anerkennung gefunden hat.

Eine wichtige Änderung in der Medizinalordnung, die 1869 eingeführt wurde, findet in der Vierteljahrsschrift erst 1871 Erwähnung. Auf Grund der Gewerbeordnung für den Norddeutschen Bund vom 21. Juni 1869 ist die ärztliche Praxis jedermann freigegeben, wobei indes nur denen, die eine entsprechende Prüfung abgelegt haben, erlaubt ist, den Titel Arzt, Zahnarzt, Tierarzt oder Apotheker zu führen. Für diese Medizinalpersonen wurde eine neue Prüfungsordnung unterm 25. September 1869 verfügt. Die Zulassung zur Zahnärztlichen Prüfung war danach bedingt 1. durch die Reife für die Prima eines Gymnasiums oder einer Realschule 1. Ordnung, 2. zweijähriges Universitätsstudium, 3. Nachweis praktischer Übung in den technischen zahnärztlichen Arbeiten. — Mit dieser Prüfungsordnung war zunächst für Norddeutschland eine gleichförmige höhere Vorbildung der Zahnärzte gesichert. Früher wurde in den meisten Staaten Deutschlands nur die Tertiareife von den Zahnheilkundebeflissenen verlangt. Der Schritt zur Primareife war ein so großer, daß die Änderung mehr Anerkennung verdient hätte, als ihr von den Zahnärzten damals, allem Anschein nach, gezollt worden ist. Von 1871 an sind diese Vorschriften ebenso, wie bis dahin im Norddeutschen Bunde, auch für Süddeutschland gültig. Das Bestreben, daß die Zahnärzte erst Arzt sein sollten, ehe sie Zahnarzt würden, wofür der Central-Verein sich in den ersten Jahren seines Bestehens bemüht hatte, ist durch die neue Prüfungsordnung auf absehbare Zeit wirkungslos geworden. Seit 1864 hatte dieses Bestreben auch sehr nachgelassen.

12. Vereinsjahr 1870/71.

Im Jahre 1870 fiel die Versammlung des Krieges wegen aus. Zur Nedden ist erkrankt und macht bekannt, daß E. Mühlreiter einstweilen die Redaktion der Vierteljahrsschrift übernimmt. Der Verein wird einstweilen durch den 2. Vorsitzenden, W. Süersen, vertreten, da der 1. Vorsitzende, Dr. Leopold, kurz nach der Versammlung 1869 gestorben ist.

Die Vierteljahrsschrift für Zahnheilkunde zitiert nach Horns Vierteljahrsschr. f. gerichtl. Medizin eine Stelle aus einer Verfügung des Königl. Preuß. Ministers der geistlichen, Unterrichts- und Medizinalangelegenheiten, die hier z. T. wiedergegeben sein mag. . . . „Zweifelhaft kann nur sein, ob er sich Zahnkünstler nennen darf. Hierüber hat nicht die Verwaltungsbehörde, sondern der Richter zu bestimmen. Eben deshalb aber und weil bereits das Reskript vom 6. September 1847 ausspricht, daß die Bezeichnung als Zahnkünstler oder Zahntechniker geeignet ist, den Glauben zu wecken, ihr Inhaber sei eine geprüfte Medizinalperson (§ 147 Abs. 3 der Gewerbeordnung) wird die Verwaltungsbehörde wohl tun, diese Bezeichnung zu vermeiden, weil der offizielle Gebrauch derselben geeignet sein würde, eine Einrede zu begründen, falls die Staatsanwaltschaft oder die Gerichte in diesen Bezeichnungen einen Verstoß gegen die Vorschriften der Gewerbeordnung erblicken sollten."

Hohl schreibt in der Vierteljahrsschrift über Zahnfrakturen. Er zählt 12 Fälle von geheilter Fraktur aus der Literatur, 2 aus eigener Beobachtung auf. Baume tritt zum ersten Male als Mitarbeiter auf mit einem Beitrage „Über das Verhalten der Substantia spongiosa bei pathologischen Prozessen in den Alveolen der Kieferknochen", worin ausgeführt wird, daß bei der Ausstoßung der Zähne im Alter und beim Zuheilen der Alveole nach Zahnextraktionen das Knochenmark aus der angrenzenden spongiösen Knochensubstanz mehr beteiligt ist als die alveolo-dentale Membran. — Sauer berichtet zum ersten Male über sein Verfahren, Aluminiumplatten zu gießen.

11. Versammlung, 7. bis 9. August 1871 in Berlin. 13. Vereinsjahr 1871/72.

Der Vorsitzende, Hofrat Dr. W. Süersen, berichtet über seine Behandlungsweise der Kieferfrakturen. Die Verschiebungen der Enden bei Unterkieferbrüchen werden überwunden durch eine Kautschukkappe über die Zähne des Unterkiefers, dessen Modell nach den Zähnen des Oberkiefermodelles richtig gestellt ist. Ist die Fraktur schon älter, so daß die Enden auf einmal nicht mehr zusammengebracht werden können, so wird die richtige Stellung nach und nach erzielt, indem die Zähne der beiden Hälften je für sich überkappt werden, wobei man zwischen die Kappen ein Stäbchen von festem Holz so einklemmt, daß die Richtung der Enden verbessert wird; wechselt man das Holzstäbchen täglich gegen ein etwas längeres aus, wobei oft auch die Richtung zu ändern ist, so erzielt man endlich genügendes Aneinanderpassen der Bruchflächen.

Bei dem Werte, den das Thymol bei der Behandlung pulpa- und wurzelkranker Zähne noch heute hat, mag erwähnt sein, daß der Central-Verein in dieser Versammlung zum ersten Male über die Wirkung dieses Mittels beraten hat, wobei der Wert des Thymols jedoch nicht anerkannt wurde.

Nachdem man früher Eingaben an die Regierungen um Regelung der zahnärztlichen Prüfungen geschickt hatte, und diese Angelegenheit 1869 und 1871 einheitlich geregelt worden war, kam nun eine Zeit, wo im Central-Verein oft über den so nötigen zahnärztlichen Unterricht beraten wird. Den Anfang machte in der 11. Versammlung v. Langsdorff mit einem Vortrage „Über zahnärztliche Bildungsanstalten".

Zu Vorsitzenden wurden gewählt Klare, Süersen und Tanzer, zu Schriftführern Mühlreiter, Humm und Kleinmann.

Mühlreiter erklärte, die Redaktion nicht länger besorgen zu können. Dem Vorsitzenden Dr. Klare und dem Kassierer Dr. Zeitmann wird volle Freiheit bezüglich der Redaktionsangelegenheiten erteilt. Die Vierteljahrsschrift hatte jetzt 414 Abonnenten.

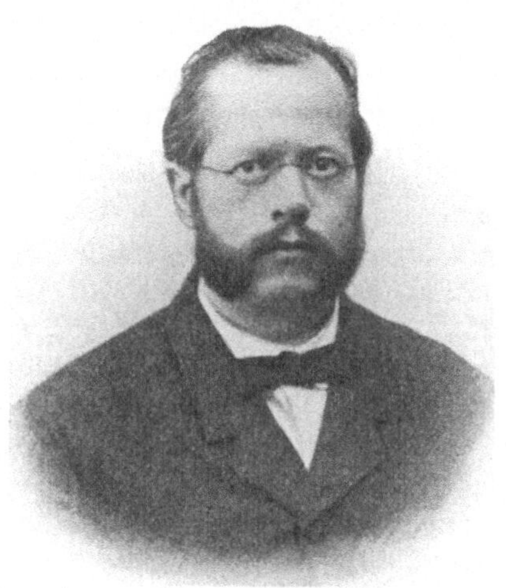

Ad. zur Nedden.
geb. 1831, gest. 1872.

In einem Aufsatze „An die Mitglieder des Central-Vereins Deutscher Zahnärzte“ im 3. Hefte der Vierteljahrsschrift 1872 verbreitet sich Klare über die Verhältnisse des Vereinsorgans. Er meint, die Zahl der Mitarbeiter sei geringer als wünschenswert, doch habe sich die Zeitschrift eine sehr ehrenvolle Stellung nicht nur unter den Fachjournalen, sondern auch in der ärztlichen Literatur Deutschlands errungen. „Und zur weiteren Befestigung dieser Stellung, zum fernern Ausbau auf der gewonnenen Grundlage hat die Vereinsleitung Schritte getan, die Vierteljahrsschrift mit dem „Zahnarzt“ zu verschmelzen, damit alle vorhandenen Kräfte, nur einem Organ dienstbar, eine reiche Fülle des Besten und Vortrefflichen, wirklich gediegene Arbeiten bringen."

Seitdem sich Hohl (1868) in Halle habilitiert hatte, waren von ihm mehrere wertvolle Arbeiten in der Vierteljahrsschrift erschienen. Er wurde daher zum Nachfolger Mühlreiters in der Redaktion der Vierteljahrsschrift ausersehen. Leider starb er 1872; er war nur 34 Jahre alt geworden. Zu gleicher Zeit starb auch zur Nedden, während dessen Krankheit Mühlreiter die Redaktion vertretungsweise übernommen hatte.

Adolf zur Nedden, Zahnarzt in Nürnberg, war 1831 geboren, besuchte das Gymnasium in Schwerin, studierte in Rostock und Würzburg und ließ sich in Nürnberg als Zahnarzt nieder, wo er bald eine große Praxis bekam. Zur Nedden war literarisch überaus tätig. Schon vor der Gründung des Central-Vereins veröffentlichte er mehrere umfangreiche Arbeiten im „Zahnarzt". Dann arbeitete er eifrig an der Vierteljahrsschrift, für die er nicht nur mehrere Originalbeiträge schrieb, sondern auch die Analekten, und zwar ganz allein, besorgte. Als Heider 1866 starb, wurde zur Nedden Redakteur der Vierteljahrsschrift, mußte aber 1870 das Amt schon abgeben, weil ihm Krankheit hinderlich war. Besonderes Verdienst hat er sich erworben durch Übersetzung von Tomes' System of Dental Surgery, Tafts Operative Dentistry und Richardsons Mechanical Dentistry. Er hat sich ferner verdient gemacht um die Einführung der Goldfüllungen in Deutschland dadurch, daß er sein Kristallgold herausbrachte, das sich leicht verarbeiten ließ und auch den im Goldfüllen Ungeübten Mut machte, damit anzufangen. Das Präparat wird noch heute von seiner Tochter fabriziert. zur Nedden starb, nur 41 Jahre alt, am 1. Juli 1872.

12. Versammlung, 5. bis 7. August 1872 in Wien.
14. Vereinsjahr 1872/73.

Sauer berichtet über seine Verbesserungen bei Herstellung von Aluminiumgebissen. Ad. Witzel hält einen Vortrag „Über den Gebrauch der Amalgame in der zahnärztlichen Praxis", worin er die Beantwortung der drei Fragen versucht: 1. Welche Eigenschaften der Mundflüssigkeiten bedingen die Oxydation der Amalgamfüllungen? 2. Werden die Zahnsubstanzen durch die Amalgamfüllungen entfärbt? 3. Kontrahieren sich die Amalgamfüllungen während oder nach dem Erhärten? — Zsigmondy demonstriert die Art und Weise, wie der Cofferdam zweckmäßig anzulegen ist. Die Erfindung Barnums, die Zähne durch dünne Gummiläppchen trocken zu legen, hat es den Zahnärzten erst ermöglicht, mit der nötigen Ruhe Zähne mit kohäsivem Golde zu füllen, Konturen aus solchem Golde herzustellen und überhaupt mancherlei Arbeiten mit genügender Genauigkeit zu vollbringen.

Sodann wird zum ersten Male über die Erfahrungen mit Zelluloidgebissen berichtet; es ergibt sich, daß die neue Masse billigen Anforderungen nicht genügt, der Kautschuk ist ein ungleich wertvolleres Material. Trotzdem sind in den folgenden 10 Jahren noch viel Versuche mit dem Zelluloid gemacht worden. Sie haben aber das damalige Urteil nur zu bestätigen vermocht.

Eine zu Beratung gestellte Frage lautete: „Wäre es nicht interessant und ausführbar, eine statistische Karte über die Verbreitung der Zahnkaries gemeinsam zu entwerfen?“ Seiffert aus Potsdam, der die Frage angeregt hat, führt als ersten Beitrag zu der Karte an, daß in den Provinzen Ost- und Westpreußen die Zähne vorwiegend gut seien, während sie in den Städten durchweg schlecht wären; er vermutet ferner, daß im allgemeinen die Gebirgsbewohner bessere Zähne hätten als die Bewohner der Niederungen. Dieser Ansicht widerspricht Herman, indem er anführt, daß die Zähne immer schlechter würden, je höher man in den Alpen komme. In der Gegend von Ischl sei kaum ein Einwohner zu finden, der vollkommen gute Zähne hätte. Den Grund dafür erblickt er in dem Kalkgehalt und der Kälte des Wassers. Steinberger meint, in Oberkärnten, Krain, Dalmatien, Tirol, überhaupt an den südlichen Abhängen der Alpen hätten die Bewohner durchschnittlich gute Zähne. Weiter spricht er die sonderbare Vermutung aus, in Ischl dürfte der Gehalt der Luft an Chlornatrium die Ursache der großen Verderbnis der Zähne sein in ähnlicher Weise, wie der Zuckerstaub auf die Zähne der Zuckerbäcker schädlich wirkt. Die bisherigen Erfahrungen weisen mehr auf die Rasse als die Ursache der Verschiedenheit der Zähne hin. Markovic hat die schlechtesten Zähne in der oberen Festung Belgrad beobachtet und glaubt, daß der Grund in der Ausdünstung der Kalksteine liegt, worauf Stadt und Festung gebaut sind. Die Bewohner des sandigen Bodens besitzen wunderschöne Zähne.

Seiffert fordert dann noch in der Vierteljahrsschrift die Kollegen zur Mitwirkung auf und gibt als Richtschnur an, daß Kinder unter 12 Jahren unberücksichtigt bleiben müssen, „da die frühe Jugend noch immer bessere Zähne habe".

Die Vierteljahrsschrift hatte dieses Jahr 44 Abonnenten mehr als im vorigen Jahre. Der interimistische Redakteur Mühlreiter erklärte auf das bestimmteste, die Redaktion auf keinen Fall weiterführen zu können. „Der Vorsitzende setzte die Schwierigkeiten auseinander, welche der Fortführung der Vereinszeitschrift unter den gegenwärtigen Verhältnissen entgegengehen, und informierte die Versammlung von dem Gange der gepflogenen Beratung mit dem Verleger des „Zahnarztes", welche den Zweck hatte, durch Verschmelzung dieser Monatsschrift mit unserer Vierteljahrsschrift die zersplitterten Kräfte für ein einziges Organ zu gewinnen, welches durch seinen allseitig gediegenen Inhalt unsere Spezialität in der Literatur in würdiger Weise vertreten solle. Zur Erreichung dieses Zweckes wurden folgende Propositionen der Versammlung vorgelegt:

1. Der Verein verzichtet auf das Eigentumsrecht der Vierteljahrsschrift, und dieselbe geht vom Januar 1873 an den Verlag von Arthur Felix in Leipzig über, welcher den „Zahnarzt" vom gleichen Zeitpunkt eingehen läßt.
2. Dem Redakteur wird aus Vereinsmitteln ein Zuschuß zu seinem vom Verleger ausgeworfenen Honorar bewilligt.
3. Der jährliche Beitrag der Vereinsmitglieder wird auf 4 Taler erhöht.

Nach eingehender Debatte, an welcher sich nebst dem Vorsitzenden die Herren Dr. Zeitmann, Dr. Steinberger, Geißler, Mühlreiter u. a. beteiligten, wurden in Anbetracht, daß nur auf diesem Wege die Möglichkeit gegeben ist, einen Redakteur zu gewinnen und die Fortsetzung der Vereinszeitschrift zu retten, die obigen 3 Punkte zum Beschluß erhoben. Nun wird Herr Dr. Zeitmann per Akklamation zum Redakteur gewählt. Derselbe nimmt die Wahl dankend an" usw.

Ein bedeutendes Unwohlsein, das Zeitmann kurz nach seiner Rückkehr von Wien nach Frankfurt ergriffen hatte, hinderte ihn, die Redaktion anzutreten. Der Vorsitzende

Dr. Klare hat dann Robert Baume als Redakteur angestellt, der durch wertvolle histologische Arbeiten in der Vierteljahrsschrift die Aufmerksamkeit auf sich gelenkt hatte.

Aus dem Vertrage des Vereinsvorstandes mit der Verlagsbuchhandlung sei noch folgendes hinzugefügt: Die Vierteljahrsschrift wird etwas erweitert, so daß künftig der Jahrgang 28 bis 30 Druckbogen umfassen soll. Der Redakteur der Vierteljahrsschrift wird von dem Central-Verein ernannt und für die Redaktion der Vereinsmitteilungen von demselben honoriert. Außerdem erhält er vom Verleger 100 Taler jährlich als Honorar für die übrigen Redaktionsgeschäfte. Der Redakteur hat vollkommen freie Hand in bezug auf die Auswahl, Anordnung und Einteilung des Inhaltes der Vierteljahrsschrift.

Baume war in der Lage, wesentlich mit durch eigene Arbeiten den Umfang der Vierteljahrsschrift von 20 auf 30 Bogen jährlich zu erhöhen. Von den Mitarbeitern des „Zahnarzt" begegnen wir nun in der Vierteljahrsschrift öfter als bisher besonders Kleinmann und von Langsdorff. 1873 finden wir in der Vierteljahrsschrift die erste Spur über Kronen-Arbeiten (wenn man von den lange bekannten Stiftzähnen absieht). Machwürth berichtet aus New York, daß Dr. Mack in Philadelphia eine neue Methode, Stiftzähne einzusetzen, empfohlen habe. Die Zahnkrone sei so geformt, daß sie ein ovales Loch in der Basis habe, das in der Krone breiter sei als an der Basis. In die Wurzel werden Stifte geschraubt, auf denen die Krone mit Zinkoxychlorid befestigt wird.

Grohnwald gibt ausführliche Mitteilung über die Anwendung des Stickstoffoxyduls. Mühlreiter empfiehlt zum Goldfüllen dicke Folie (Nr. 25). von Langsdorff beschreibt das Goldfüllen mit Hilfe der neuen Verbesserungen und Erfindungen (des Cofferdams, der Morrisonschen Bohrmaschine und des elektromotorischen Hammers).

15. Vereinsjahr 1873/74.

Seit dem Bestehen des Vereins ist es das dritte Mal, daß die Jahresversammlung ausfällt: 1866 und 1870 des Krieges wegen und diesmal wegen der Wiener Weltausstellung. Seit

1873 ist jedes Jahr eine Versammlung abgehalten worden. Wegen des Ausfalls dieser drei Versammlungen haben wir in 50 Jahren nicht 50, sondern nur 47 Versammlungen gehabt, und zum Feste des 50jährigen Bestehens haben wir die 48.

Von der Ausstellung enthält die Vierteljahrsschrift einen Bericht Mühlreiters, worin ausgeführt wird, daß sich die Zahnheilkunde, mit Ausnahme ihrer Lehrmittel, nicht für eine demonstrative Darlegung ihres Wirkens und ihrer Erfolge eigne. Nur für die Zahnersatzkunde könne man bei einseitiger Auffassung ihrer technischen Leistungen den Anspruch erheben, daß sie gleich anderen technischen Zweigen berechtigt und berufen sei, sich an einer industriellen Exposition zu beteiligen. Man dürfe aber eben nicht vergessen, daß es sich dabei nicht um Fabriksartikel handelt. Die Hauptaufgabe der Zahnersatzkunde liegt in der chirurgisch und künstlerisch gleich harmonischen Anpassung ihrer Produkte an das Individuum; der wahre Kunst- und Heilwert derselben tritt erst dann hervor, wenn sie sich im Munde befinden. Wer aber kann seine Patienten ausstellen? Diese Anschauung hatte der Central-Verein schon 1862 gelegentlich der Londoner Ausstellung zur Richtschnur genommen. Demgemäß hatte sich auch fast die ganze Körperschaft der Zahnärzte von der Ausstellung in Wien ferngehalten. Der Bericht schildert dann die Fabrikate von White, Justi, Ash & Sons, Friese & Rohrschneider usw. Ferner erwähnt er Gebisse, Obturatoren, anatomische Präparate usw., die von ausländischen und österreichischen Zahnärzten ausgestellt waren.

Sauer schrieb über die Schmerzhaftigkeit nach Zahnextraktionen. Linderer beschrieb das Fournieren der Zähne. Nicht zu große kariöse Höhlen werden rund gebohrt, und ein Elfenbeinpflock wird hineingetrieben. Linderer hat derartige Arbeiten gesehen, die eine Dauer von 25 Jahren hatten. Mühlreiter gab eine Tabelle über Maximal- und Minimalgrößen der Zähne. Schlenker veröffentlichte Versuche über Wirkung der Trauben auf die Zähne. Der Schmelz wird wie angeätzt; bei einem Zahne, der 3 Stunden in ausgepreßtem Traubensaft gelegen hat, ist der Schmelz kreidigweiß und kann leicht abgekratzt werden. Bei Traubenkuren wird leicht eine rauhe Oberfläche erzeugt, und bürstet man dabei die Zähne regelmäßig, so entstehen tiefere Furchen im Schmelz, und am Zahnhalse wird das Zahnbein bloßgelegt, das nun überempfindlich wird.

Durch die 1869 eingeführte Gewerbefreiheit sind mancherlei Übelstände verursacht worden, die zu bekämpfen nun Aufgabe nicht nur des Central-Vereins, sondern aller Zahnärzte ist. Voran gehen die Berliner Zahnärzte, denen die Übelstände am krassesten entgegentreten. Darum reichte die Berliner zahnärztliche Gesellschaft eine Petition ein um Beschränkung der Medizinalpfuscherei auf zahnärztlichem Gebiete und forderte die Zahnärzte anderer größerer Städte auf, sich anzuschließen. Seit Einführung der Gewerbefreiheit hat sich eine große Zahl Nichtapprobierter gerade des zahnärztlichen Heilverfahrens bemächtigt, die sich Zahnarzt, Dentist, Zahnoperateur, Zahnartist, Spezialist für Mundkrankheiten, Direktor von Kliniken usw. nennen. Der Kultusminister wurde ersucht, diese Titel, als zahnarztähnliche, Nichtapprobierten zu verbieten und diesen nur die Bezeichnung Zahnarbeiter zuzugestehen. Der Minister hat darauf geantwortet, er könne es den Petenten nur überlassen, die Mitwirkung der Staatsanwaltschaft und der Gerichte behufs Bestrafung vorkommender Kontraventionen in Anspruch zu nehmen. Insofern die Petition auch Anträge auf Abänderung der Gewerbeordnung enthält, hat der Kultusminister die Anträge dem Reichskanzler zur Erwägung mitgeteilt. — Wie wir wissen, hat das weiter keinen Erfolg gehabt.

13. Versammlung, 3. bis 5. August 1874 in Kassel.
16. Vereinsjahr 1874/75.

Ad. Witzel hielt einen Vortrag über „Praktische Behandlung exponierter Pulpen“, worin er in die Behandlung der Pulpa ein gewisses System brachte und das Verfahren wissenschaftlich begründete. Mit diesem Vortrage begann Witzel seine Arbeit zur Behandlung der Pulpa, die ihm, neben den Forschungen über Amalgam, die mit dem Vortrag in Wien 1872 begannen, zur Lebensarbeit geworden sind, und deren Ergebnisse im wesentlichen in 3 Werken vorliegen: 1. Die antiseptische Behandlung der Zahnpulpa, mit Beiträgen von den Neubildungen in der Pulpa, 1879; 2. Kompendium der Pathologie und Therapie der Pulpakrankheiten der Zähne, 1886; 3. Das Füllen der Zähne mit Amalgam, 1898.

Mit der Behandlung der Wurzelhautentzündung hatte man noch keine rechten Erfolge. Es heißt z. B. in dem Bericht: Herr Witzel hält bei Wurzelhautentzündung die Extraktion für das beste Mittel.

Steinberger sprach über Regulierungen. Er meinte, durch das Vulkanit seien alle früheren Methoden verlassen worden, weil man durch den Kautschuk viel leichter und besser zum Ziele komme. —

Auf der Tagesordnung befand sich dann noch die Frage: Wie bewähren sich die Bohrmaschinen? Es werden erwähnt die echte Morrisonsche, die von Poulson nachgebildete und die „improved" Morrisonsche.

Zu Vorsitzenden wurden Klare, Steinberger und v. Langsdorff, zum Kassierer Tyrol gewählt. Der Vorsitzende, Dr. Klare, wünscht als Geschäftsordnung für die Zukunft, daß, wer eine Frage fürs Programm aufzustellen hat, sie mündlich oder schriftlich ausgearbeitet vortragen soll. Vorträge sollten $^1/_2$ Jahr vorher angemeldet werden. Zur Erläuterung mag hier eingeschaltet sein, daß man damals und seit dem Bestehen des Vereins nicht etwa 20 bis 30 oder mehr Vorträge und Demonstrationen auf der Tagesordnung hatte, wie es heute der Fall ist, sondern neben einigen Vorträgen mehrere Fragen, über die beraten wurde. Die Tagesordnung von 1874 weist z. B. 17 Fragen, 5 Vorträge und 2 Demonstrationen auf. Es ist selbstverständlich, daß, wenn nun die Fragen von den Fragestellern ausgearbeitet werden sollen, einfach Vorträge auf diese Weise entstehen.

In der Vierteljahrsschrift schrieb in diesem Vereinsjahre Sigmund über die Verspätung des Zahnbildungsprozesses, Detzner über stehengebliebene Milchzähne. Sie sollten nicht ausgezogen werden, bis die bleibenden an falscher Stelle durchzubrechen drohen. Schneider (Würzburg) schrieb über Stickstoffoxydul und die ihm zugeschriebenen Todesfälle, v. Langsdorff über die Replantation, Schlenker über die Vorzüglichkeit des zur Neddenschen Kristallgoldes, Hagelberg über die horizontalen Einschnitte an den Zahnhälsen, Schneider über die Pyorrhöe der Alveolen. Eine Arbeit Detzners über den chronischen Alveolarabszeß und die Zahnfleischfistel verdient besonders hervorgehoben zu werden, weil man diese Zustände damals noch nicht recht zu behandeln verstand. Nur hin und wieder deuten Bemerkungen darauf hin, daß man auf dem rechten Wege war. Detzner sagt nun ganz richtig, die Behandlung muß in erster Linie darin bestehen, alle im Wurzelkanale befindlichen, auf die Wurzelhaut schädlich einwirkenden Substanzen gründlich zu entfernen. Die einfachste und am wenigsten irritierende Behandlung führt am ehesten zum Ziele. Die Erhaltung eines Bikuspidaten oder eines Mahlzahnes hält er wegen der Schwierigkeit, die Kanäle zu säubern, für untunlich. Zum Ausfüllen des gereinigten und desinfizierten Kanales (wenn eine Absonderung aus dem Abszeß durch die Wurzel hindurch nicht mehr stattfindet) empfiehlt Detzner Zement, das mit Hilfe einiger Wattefasern eingebracht werden soll, da es nicht möglich sei, das Zement ohne ein solches Bindemittel in den Kanal einzufüllen. „Man nehme eine glatte runde Nervnadel, umwickele sie locker mit einem Baumwollfaden, welcher sich leicht aus der von uns zum Austrocknen der Kavitäten gebrauchten Baumwolle herstellen läßt, tauche sie in ganz dünn angerührtes, nicht zu schnell härtendes Zement, führe dieselbe ohne Zeitverlust so hoch als möglich in den Wurzelkanal und stopfe, indem man die Nadel immer etwas zurückzieht, die ganze Masse hinein.“

Im Jahre 1875 wird die Salizylsäure als neuestes Antiseptikum bekannt und wegen ihres süßlichen, angenehmen Geschmackes von Ostermann, Kleinmann, Scheller und anderen empfohlen; Schlenker und Parreidt weisen jedoch ihre entkalkende Wirkung nach.

Die Whitesche Bohrmaschine wird in den Handel gebracht in der Form, wie sie der Hauptsache nach noch heute in Gebrauch ist.

Von Kleinmanns beliebtem Rezepttaschenbuche erscheint die erste Auflage.

Die Vernickelung der Instrumente, die uns heute als etwas Selbstverständliches erscheint, wurde im Vereinsorgan 1875 zum ersten Male empfohlen (von Machwürth).

14. Versammlung, 2. bis 4. August 1875 in Freiburg i. B.
17. Vereinsjahr 1875/76.

v. Langsdorff sprach über Ernährung der Zähne durch künstliche Mittel, Schlenker über die Dentinneubildungen in der Pulpa. Von Programmfragen wurde u. a. zur Beratung gebracht: Welche Erfahrungen hat man mit den Bohrmaschinen gemacht, und welche Art dieser Maschinen hat sich bewährt? Sauer, der die Maschine seit $2^1/_2$ Jahren in Gebrauch hatte, meinte u. a.: „Es wäre wünschenswert, daß die Maschine selbst arbeitete, ohne daß sie getreten zu werden brauchte.“ Der scharfblickende Praktiker hat die Einführung des elektrischen Antriebes der Maschine noch erlebt, sich dieser Errungenschaft aber wohl kaum noch lange erfreuen können.

Eine andere Frage lautete: Ist es gerechtfertigt, zur Korrektur übereinanderstehender Schneidezähne die ersten Mahlzähne auszuziehen? Die Frage wird bejaht, doch meint Sauer, unter Umständen würde er auch lieber einen Bicuspis opfern.

In der Mitgliederversammlung wurden die Statuten neu durchberaten. Der in den ersten Jahren neben dem Vorstande fungierende Ausschuß war schon seit mehreren Jahren abgeschafft; man hatte dann 3 Vorsitzende und 3 Schriftführer. Nach den neuen Statuten wählte man außer den drei Vorsitzenden und einem Kassierer nur noch einen „Sekretär“ in den Vorstand, der lediglich den Bericht über die Mitgliedersitzungen zu verfassen hatte. Zur Berichterstattung über die wissenschaftlichen Verhandlungen ernannte von da an der Vorsitzende zwei Schriftführer bei Eröffnung der Versammlung.

Die Vierteljahrsschrift bringt einen beachtenswerten Aufsatz von Kühns, worin statt der arsenigen Säure Arsenicum nativum empfohlen wird. v. Langsdorff hatte dasselbe Mittel schon früher unter dem Namen Cobaltum crystallisatum empfohlen.

Baume schrieb über die keilförmigen Defekte an den Zahnhälsen, die er als Ergebnis von Zerstörung der harten Zahnsubstanzen durch Alkalien betrachtet. Er meint, man finde diese Defekte nicht nur an den labialen, sondern auch an den lingualen und an den Approximalflächen; ja auch bei

Tieren kämen sie vor. Wir werden später sehen, wie Miller diese Erscheinungen erklärt.

Seit mehreren Jahren bedienten sich manche Zahnärzte und Zahntechniker Deutschlands gekaufter Doktordiplome. Diesem Unfuge trat um diese Zeit Schneider (Würzburg) im Vereinsorgan entgegen unter der Überschrift „Philadelphia und die amerikanischen Doktordiplome". Der Schwindel ging von einem gewissen Buchanan in Philadelphia aus. Seine Anstalt, die sogenannte „University of Philadelphia" mußte er zwar aufgeben, aber es sind doch noch zwei Jahrzehnte hindurch Doktortitel nach Deutschland verkauft worden, besonders der Titel Doctor of Dental Surgery.

15. Versammlung, 7. bis 9. August 1876 in Hannover. 18. Vereinsjahr 1876/77.

Grohnwald demonstrierte einen Beleuchtungapparat, der ähnlich dem war, den zur Nedden s. Z. konstruiert hatte (vgl. S. 40). Weiter berichtete Grohnwald über die Anwendung des Stickstoffoxyduls. Das Ergebnis der Beratung über den Wert des Stickstoffoxyduls faßte der Vorsitzende Dr. Klare in folgendem Satze zusammen: „Das Lachgas ist für unsere zahnärztlichen Zwecke ein durchaus unschätzbares und der Natur der Sache nach fast gefahrlos anzuwendendes Narkotikum. Wenn Übelstände bisher bei dessen Anwendung sich herausgestellt haben, so haben wir heute erfahren, daß die Übelstände nicht in der Beschaffenheit des Gases, sondern in andern Ursachen zu suchen sind."

Bei Beratung über „Vorkehrungen zum Trockenhalten der Zähne" während des Füllens wurde besonders der Cofferdam und seine Anwendung besprochen.

In der Mitgliederversammlung machte der Kassierer des Vereins, Tyrol, den Vorschlag, das Vereinsorgan monatlich erscheinen zu lassen und den Mitgliedern einen billigeren Preis zu erwirken, als andere Abonnenten bezahlen.

Baume als Redakteur hielt die Umwandlung der Vierteljahrsschrift in eine Monatsschrift nicht für opportun, er wurde aber mit dem Auftrage betraut, die Ausführung des Antrages anzubahnen und in der nächsten Versammlung darüber zu referieren. Baume beantragte sodann eine höhere Remuneration für den Redakteur. Der Verein bewilligte 1000 M. jährlich unter Ausschluß einer besonderen Vergütung für Porti usw. und in der bestimmten Erwartung, daß durch die Umwandlung der Vierteljahrsschrift in eine Monatsschrift keine weitere Erhöhung beansprucht würde.

Zum Vorstande wurden gewählt: Hartung, v. Langsdorff und Kleinmann als Vorsitzende, Tyrol als Kassierer und Adelheim als Sekretär.

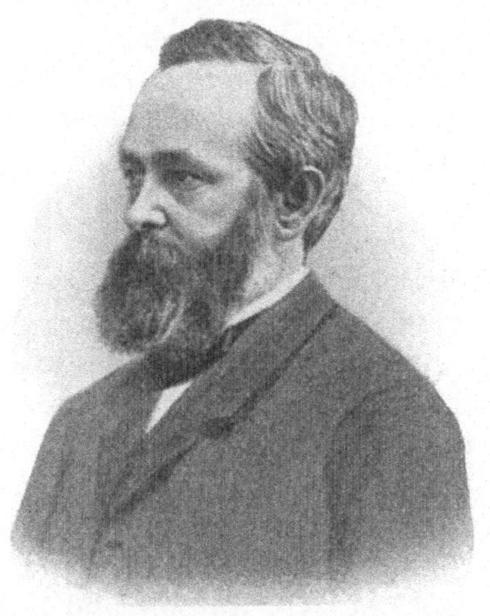

Ad. Hartung.
geb. 1817, gest. 1893.

Dr. med. Ad. Hartung, Hofzahnarzt in Rudolstadt, war von Haus aus Wundarzt 1. Kl. Der Zahnheilkunde widmete er sich erst im reiferen Mannesalter, nachdem ihn sein Bruder, der Dentist in New York war, bei einem längeren Besuch in Deutschland in dieser Spezialität unterwiesen hatte. Er hatte oft Gelegenheit, in Jena in der chirurgischen Klinik chirurgisch-zahnärztliche Apparate anzufertigen: Obturatoren, künstliche Nasen, Kieferbruchschienen usw., wofür er zum Dr. med. hon. caus. promoviert wurde. Im Central-Verein war er 1876 bis 1879 erster Vorsitzender. Er zeigte sich unter den Kollegen in herzgewinnender Weise. 1889 wurde er Ehrenmitglied des Vereins. Die letzten Jahre seines Lebens konnte er krankheitshalber die Versammlungen nicht mehr besuchen. Er starb 1893 im Alter von 76 Jahren.

Der neue Vorstand wurde beauftragt, gegen die Medizinalpfuscherei auf zahnärztlichem Gebiete etwas zu tun. Zu dem Zwecke richtete der Vorsitzende an die Berliner Zahnärztliche Gesellschaft die Aufforderung, die Vorortschaft in dieser Sache zu übernehmen. Die Berliner Zahnärztliche Gesellschaft schickte ein Gesuch an den Justizminister, worin um strengere Bestrafung solcher Personen gebeten wurde, die sich einen zahnarztähnlichen Titel beilegen, ohne approbiert zu sein. Meistens waren es amerikanische Doktoren, die bei erfolgter Verurteilung 15 M Strafe zu zahlen hatten. Die Petition wurde außer von der Berliner Zahnärztlichen Gesellschaft und dem Central-Verein noch vom Verein Schleswig-Holsteinischer Zahnärzte und dem Verein Deutscher Zahnärzte in Frankfurt a. M. unterzeichnet. Der Justizminister antwortete darauf, er habe Veranlassung genommen, die Beamten der Staatsanwaltschaft auf eine energische Verfolgung der in § 147 Nr. 3 der Reichsgewerbeordnung vorgesehenen Vergehen hinzuweisen.

Den 17. Jahrgang der Vierteljahrsschrift eröffnet v. Langsdorff mit einem Artikel „Zur Unterrichtsfrage für Zahnärzte". Er beklagt es schmerzlich, daß wir in Deutschland wohl zahnärztliche Dozenten haben, aber keine Bildungsschule, worin ein Zahnarzt theoretisch und praktisch ausgebildet werden könnte. Ihm schwebt das Muster der amerikanischen Colleges vor.

Im Julihefte veröffentlichte Schlenker eine vergleichende Studie über Thymol, Salizyl-, Karbol- und Benzoesäure, die zu dem Ergebnis führte, daß dem Thymol der Vorzug einzuräumen ist, besonders auch zum Desinfizieren der Wurzelkanäle.

Von besonderen Werken, die in diesem Jahre erschienen, sei das von Ludwig Fleischmann erwähnt: „Der erste Zahndurchbruch des Kindes." Wie jetzt fast alle Kinderärzte, so stellte Fleischmann damals schon die örtlichen Schmerzen beim Zahndurchbruch und den größten Teil der pathologischen Allgemeinerscheinungen, die gewöhnlich aufs Zahnen geschoben werden, in Abrede. Das Einschneiden des Zahnfleisches hält er für nutzlos. — Der 6. Abschnitt handelt von der „Rachitis der Kiefer und deren Einfluß auf das Milchgebiß". Der rachitische Unterkiefer bildet keinen richtigen Bogen, sondern er ist eckig, da der vordere Teil, der die Schneide- und Eckzähne enthält, fast eine gerade Linie bildet, die zu der Richtung der Backzahnreihe in einem stumpfen Winkel liegt. Außerdem ist der alveolare Teil im ganzen mehr als normal lingual geneigt und mit ihm die Zähne, die mit der Schneide- oder Kaufläche nach innen stehen. Der ganze Kiefer erscheint verkürzt. Der Oberkiefer verhält sich fast entgegengesetzt. Seine Längsachse ist größer als normal, der Kieferrand fast schnabelförmig, der Kieferbogen ungleichmäßig; er bildet eine mehrfach geschwungene Linie; die größte Verengerung erscheint in der Gegend des ersten Mahlzahnes.

16. Versammlung, 6. bis 8. August 1877 in Leipzig.
19. Vereinsjahr 1877/78.

Iszlai hielt einen Vortrag über die Trepanation der Zähne, die anzuwenden ist, wenn Zahnbeinneubildungen in der Pulpa Schmerzen verursachen. Fleischer zeigte ein zahnärztliches Phantom, das sich vorzüglich zu Demonstrationszwecken eignet. Sauer sprach „Über den Einfluß von Wange, Lippe und Zunge auf Zahnfleisch und Kiefer". Der Nachschmerz nach dem Zahnausziehen tritt gewöhnlich in den Fällen auf, wo das Blutgerinnsel in der Alveole fehlt. Das Zahnfleisch ist bei diesem Zustande dem Druck der Wange und der Zunge ausgesetzt, dem in normalem Zustande der Thrombus in der Alveole das Gleichgewicht hält. Und dieser Druck ohne Gegendruck (eben weil der Thrombus fehlt) verursacht die straffe Spannung des Zahnfleisches über den Knochenrand. Der Schwund der Alveole in dachförmiger Gestalt ist offenbar auch eine Folge des Wangen- und Zungendruckes.

Adelheim hielt einen Vortrag über „Die nach zahnärztlichen Operationen eintretende Blutung und ihre Heilung." Hämophilie kommt glücklicherweise nicht oft vor. „Wenn wir in der Lage wären, den statistischen Nachweis zu liefern, so würde es sich wahrscheinlich herausstellen, daß unter vielen Millionen Zahnextraktionen kaum ein Fall von wahrer hämophiler Blutung vorkommen dürfte." Als Mittel gegen ungewöhnliche Blutungen empfiehlt Adelheim Ferrum sesquichloratum solutum. Erbsengroße Wattekügelchen werden damit befeuchtet und auf den Grund der Alveole gedrückt. Das erste Kügelchen wird so lange festgehalten, bis das nächstfolgende an seinem Platze ist usf. Wenn die Packung den Alveolarrand erreicht hat, bedeckt man Zahnfleisch und Tampon mit einem Stück Leinwand und drückt die Füllung einige Minuten lang mit dem Finger fest zusammen. Ein solcher Tampon liegt so fest, daß man nach mehreren Tagen noch große Mühe hat, ihn zu entfernen.

Schneider sprach über die Explosion der Vulkanisierapparate, Schreiter über die Frage „Was soll man tun, wenn ein Nervextraktor in der Wurzel abgebrochen ist?" Die Entfernung gelingt meistens, indem man einen zweiten, guten Extraktor mit einigen Wattefasern umwickelt und ihn so in den Kanal einführt, daß er möglichst an die Wandung angedrückt wird. Durch behutsame, abwechselnd rotierende und ziehende Bewegungen sucht man das Bruchstück in der Watte zu verfilzen, so daß es damit ausgezogen werden kann. Gelingt es nicht, so kann man füllen, vorausgesetzt, das der Kanal so weit ausgereinigt war, daß man nach Entfernung der Nadel auch gefüllt hätte. Mit etwas Watte, die in Schellacklösung getaucht ist, kann das abgebrochene Instrument unschädlich gemacht werden.

Nach einem Vortrage v. Langsdorffs „Über Errichtung einer Zahnärztlichen Lehranstalt" wurde eine Kommission gewählt mit dem Auftrage, die Sache weiter zu fördern. Die Kommission bestand aus Baume, Hartung, Klare, v. Langsdorff, Sauer und Süersen.

Die Kommissionsmitglieder arbeiteten ohne einheitlichen Plan. Sauer machte im Januarhefte der Vierteljahrsschrift Vorschläge zu einem Studienplan, worin er insbesondere für die Technik gehörige Zeit in Anspruch nimmt. Er hat gefunden, daß nur diejenigen besonders Tüchtiges leisten, die während 4–5 Semester täglich 3–4 Stunden gearbeitet hatten. — v. Langsdorff richtete an den Senat der Universität Freiburg die Bitte um Unterstützung zur Errichtung einer zahnärztlichen Klinik.

Im Jahre 1877 erschien Baumes Lehrbuch der Zahnheilkunde, das Jahrzehnte hindurch allen Studierenden der Zahnheilkunde als ergiebige Quelle des Wissens gedient hat, das jedem Zahnarzt bekannt war, und dem gegenüber alle früheren Werke sofort als veraltet gelten mußten. Baume gibt im Vorwort an, daß er vom Central-Verein die Anregung empfangen habe, das Lehrbuch zu schreiben, durch die Preisfrage „Welchen Einfluß haben Krankheiten der Zähne auf den Gesamtorganismus?" Er wollte anfangs eine Monographie über das Thema schreiben, fand aber bei näherem Eingehen auf den Stoff, daß ein Lehrbuch, das auf wissenschaftlicher medizinischer Basis steht, für die Beantwortung der Frage Besseres leistete.

Von Hollaender erschien eine Übersetzung des Tomesschen Werkes über „Die Zähne des Menschen und der Wirbeltiere". Ferner „Das Füllen der Zähne und deren Extraktion", eine Bearbeitung von Tafts Practical Treatise on Operative Dentistry. — Von Petermann erschien seit 1877 ein Zahnärztlicher Almanach, der die Adressen der Zahnärzte enthielt, außerdem aber mehrere Zahnärzte an den Pranger stellte, die sich einen Doktortitel in absentia aus Amerika käuflich erworben hatten.

17. Versammlung, 5. bis 7. August 1878 in Koburg. 20. Vereinsjahr 1878/79.

Schreiter suchte die Frage zu beantworten: „Welchen Einfluß haben Geburt, Erziehung, Lebensweise und Beschäftigung auf Entwicklung und Krankheitsdisposition der Zähne?" Er war in der vorigen Versammlung zum Referenten über diese Frage gewählt worden. Seine Bemühungen, eine Antwort zu finden, haben ihn dazu geführt, vorzuschlagen, daß zuvor nach einem bestimmten gemeinsamen Plane Massenbeobachtungen angestellt werden möchten in den höheren Klassen der Volksschulen und anderen Schulen. Das Alter von 12 Jahren, wo der Zahnwechsel beendet ist, schiene das geeignetste zu sein, die Beschaffenheit der Zähne, die Einflüsse, denen die Zahnentwicklung unterliegt, usw. zu beobachten. Eine Zählkarte soll den Kindern zur Beantwortung mitgegeben, im übrigen beim Untersuchen ausgefüllt werden. Zur Verfolgung dieser Aufgabe wurde eine Kommission gewählt, die 1879 ein Zählkartenschema vorgelegt hat; aber zum Untersuchen ist sie nicht gekommen. Diese Aufgabe wurde erst 25 Jahre später in großem Maße durch Röse und eine Anzahl anderer Zahnärzte gelöst.

v. Langsdorff hielt einen Vortrag über die Unterrichtsfrage, einen andern hielt Ad. Witzel über denselben Gegenstand. Daran schloß sich eine Diskussion. Man ist über das Reden aber nicht hinausgekommen; der Vorsitzende erklärte am Schlusse der Beratung, die Erledigung der Frage sei vor der Hand unmöglich. Die im vorigen Jahre ernannte Kommission wurde ersucht, die Unterrichtsfrage im Sinne und Geiste des Vereins fernerhin zu fördern.

„Was kann der Central-Verein zum Schutze seiner Mitglieder gegen die immer größere Dimensionen annehmende Pfuscherkonkurrenz und die dadurch herbeigeführte Herabwürdigung des zahnärztlichen Standes tun?“ war eine fernere Frage, die Ad. Witzel behandelte. Da wir fast erfolglos beim Kultusminister wie beim Justizminister petitioniert hätten, müßten wir uns nun an die Volksvertretung, an den Reichstag, wenden. Sodann klagte Witzel über die Titelsucht, die unsern Stand schwer schädige. Die Approbation müsse für den Zahnarzt mehr Wert haben als jeder Doktortitel, gleichviel, wo er erworben sei; wir müßten vor allen Dingen als Vertreter der zahnärztlichen Wissenschaft den Zahnarzt zur Geltung bringen. Wer sich im Besitz eines nachweislich gefälschten oder zweifelhaften Diploms befindet, sollte den Titel freiwillig fallen lassen. Weiter sprach Witzel über Kollegialität. „Man dulde nie, daß ein Patient ein Urteil über die Leistungen anderer Kollegen in unserer Gegenwart abgibt.“ „Der junge Kollege denke ferner daran, daß es noch viele alte, ehrenwerte Kollegen gibt, denen solche Unterrichtsmittel, wie wir sie jetzt haben, während ihrer Studienzeit nicht zu Gebote standen.“ Das sagte Witzel 1878, wo es noch kein zahnärztliches Institut in Deutschland gab; jetzt ist es noch viel zutreffender. Witzel tadelte sodann Petermanns Almanach, der die Zahnärzte öffentlich brandmarkte, die auf den Diplomschwindel hineingefallen waren. Zuletzt ermahnte Witzel noch, daß wir uns bemühen sollen, uns durch unsere Leistungen und gründliche wissenschaftliche Bildung von den Technikern zu unterscheiden. Er glaubt, es wäre Aussicht, daß in nächster Zeit in Berlin von seiten des Staates eine Zahnklinik errichtet werden würde, sie sei schon im Bau begriffen. Es hat noch 6 Jahre gedauert, ehe das Institut errichtet worden ist; auf den Neubau warten wir jetzt noch immer.

Es war früher Gepflogenheit, daß nach jeder Versammlung im Vereinsorgan außer dem Versammlungsbericht noch eine besondere „Korrespondenz“ erschien. Diese beschäftigte sich mit dem Eindruck, den die Versammlung auf den Verfasser gemacht hatte, mit den Festlichkeiten usw. Unterzeichnet war die Korrespondenz stets nur mit dem Anfangsbuchstaben vom Namen des Verfassers. Die Äußerungen waren manchmal recht beachtenswert. Hier möge ein Satz aus der Korrespondenz nach der Versammlung von 1878, als sehr zutreffend, Platz finden. Es heißt da: „Man sollte die kurze Zeit unseres Beisammenseins auf das Notwendige verteilen, nicht aus Eigenliebe bekannte Sachen vortragen oder gar in die Länge ziehen, am wenigsten aber so viel Zeit für Vergnügen opfern.“ Den zuletzt genannten Tadel schränkt der Verfasser (N., jedenfalls Niemeyer) jedoch im nächsten Satze wieder ein, indem er ausführt, daß manche die Versammlungszeit zugleich als Erholung betrachten müssen.

Von den im 20. Vereinsjahre erschienenen Büchern ist Witzels „Antiseptische Behandlung der Pulpakrankheiten“ hervorzuheben.

18. Versammlung, 4. bis 6. August 1879 in Bremen. 21. Vereinsjahr 1879/80.

Wegen Erkrankung des 1. Vorsitzenden, Hartung, und Verhinderung des 2. Vorsitzenden, v. Langsdorff, findet die Versammlung unter der Leitung des 3. Vorsitzenden Kleinmann statt.

Grohnwald demonstrierte am Patienten eine aus Zelluloid hergestellte künstliche Nase. Niemeyer sprach über „Die keilförmigen Defekte“. Er fand die Reaktion des Speichels bei den betreffenden Personen niemals alkalisch, sondern bei $^2/_3$ der Fälle neutral, bei $^1/_3$ sauer (Baume hat in einer früheren Versammlung des Central-Vereins und dann auch in seinem Lehrbuche alkalische Einflüsse als Ursache der Defekte angegeben). In der Diskussion legte Baume einen Rindszahn vor, der ringsum eingeschnitten und poliert war. Er gab zu, Niemeyer habe das Verdienst, nachgewiesen zu haben, daß Alkalien nicht die Ursache der Defekte seien; aber er

(Baume) habe bewiesen, daß nicht die Zahnbürste zur Entstehung der Defekte notwendig sei. Witzel suchte nachzuweisen, daß saure Reaktion der Mundflüssigkeit und zugleich mechanische Momente, insbesondere die Zahnbürste, die keilförmigen Defekte hervorbringen.

Sauer erstattete Bericht über die Bekämpfung der Kurpfuscherei auf zahnärztlichem Gebiete. Es gab im Jahre 1878 in Deutschland 438 Zahnärzte und 735 Zahntechniker.

Herbst demonstrierte eine Methode, „Emailplomben vor Abnutzung zu schützen", die darin besteht, daß eine Goldkappe auf die Zementfüllung gekittet wird. Als Retentionsmittel dient eine auf die Rückseite der Kappe gelötete Drahtschlinge. Das Maß der Kappe richtete sich nach dem Maß des zuletzt gebrauchten Bohrers. Das Verfahren war also zunächst für die kreisrunden Höhlen bestimmt. Ferner zeigte Herbst Goldfolie, die in Bremen fabriziert worden war. Telschow zeigte einen Zelluloidinjektor.

Auf der Tagesordnung stand zuletzt noch die Frage: Gibt es bestimmte und unabweisbare Indikationen für den Gebrauch der Alveolarzange? Diese Zange ist auch als Resektionszange bekannt und ist bestimmt, das Zahnfleisch und die Alveole zugleich zu durchschneiden, um innerhalb der Alveole abgebrochene Wurzeln noch zu erfassen. Die Meinungen der Redner waren teils gegen, größtenteils für den Gebrauch der Zange. Jedenfalls muß der Zangenschnabel sehr scharf sein, wenn er das Zahnfleisch nicht quetschen und die Alveolarlamellen nicht zersplittern soll. Viel schonender operiert man, in dem man zuerst das Zahnfleisch mit dem Skalpell in der Richtung der Wurzel spaltet und dann die Zange sacht und unter hebelnden Bewegungen darunter schiebt, um nur den Limbus alveolaris zu resezieren und zugleich die Wurzel zu fassen.

Zu Vorsitzenden wurden gewählt Klare, Niemeyer, Kleinmann. Die früher ausgeschriebene Konkurrenz für eine umfassende Arbeit über die „Zahnärztliche Technik" wird von neuem ausgeschrieben. Es wird ein Preis von 300 M dafür in Aussicht gestellt. 5 Preisrichter sollen die eingehenden Arbeiten prüfen.

19. Versammlung, 2. bis 4. August 1880 in Berlin.
22. Vereinsjahr 1880/81.

Wiederum wurde ein Vortrag über zahnärztliche Ausbildung gehalten. Sauer hatte bis dahin 88 Studierende privatim unterrichtet und teilt nun im Central-Verein mit, wie er dabei vorgeht. Er läßt zuerst Walroßarbeiten ausführen, um die Studierenden den Gebrauch von Säge, Feile und Stichel zu lehren. Dann werden Silberlegierungen geschmolzen und zu Blech und Draht umgearbeitet. Weiter werden Metallgebisse, endlich Kautschukgebisse gefertigt.

Schneider hält einen Vortrag über die Anwendung des Arseniks, wobei er das Jodoform als Zusatz zur Arsenikpaste empfiehlt, statt des Morphiums. Kühns empfiehlt wiederholt statt der arsenigen Säure Arsenicum nativum, das besonders in der Kinderpraxis den Vorzug verdiene.

Grunert zeigte einen Schiltskyschen Obturator vor, der sich besonders als Rachenobturator eignet, wenn der harte Gaumen nicht gespalten ist. Da der Apparat aus weichem Kautschuk besteht und hohl ist, können ihn die Weichteile des Rachens bei ihren Bewegungen nach Erfordernis biegen.

Herbst zeigte die von ihm angegebene Wurzelfräse vor, ferner Korundscheiben aus Kautschuk, deren Anfertigung er beschreibt. Auch die Herstellung von Diamantstreifen und Diamantscheiben wird gezeigt.

In dieser Versammlung zeigte Herbst auch zum ersten Male das Verfahren, Gold mit Bohrmaschineninstrumenten in Zahnhöhlen einzurotieren (Rotationsmethode). Kahnd demonstrierte die Herstellung von Zahnfleischporzellan zum Ersatze geschwundener Alveolarränder (Continuous gum). Flörke zeigte einen Wassermotor zur Whiteschen Bohrmaschine. Telschow führte seine hydraulische Presse vor, ferner einen Gasregulator zum Vulkanisieren und einen Stickstoffoxydulapparat. Eine Beratung über den Wert des Zelluloids ergab, daß die Erfahrungen der Praktiker darüber durchaus ungünstig waren. Versuche sind trotzdem noch mehrere Jahre mit dem Materiale von vielen Praktikern gemacht worden.

Die Berliner Zahnärztliche Gesellschaft macht in der Vierteljahrsschrift darauf aufmerksam, daß im September 1880 25 Jahre vergangen sind seit Gründung der ersten zahnärztlichen Klinik in Deutschland. Aus diesem Anlaß wird die Gründung eines Albrechtstipendiums beabsichtigt.

20. Versammlung, 1. bis 3. August 1881 in Heidelberg. 23. Vereinsjahr 1881/82.

Da der 1. Vorsitzende, Klare, verhindert war zu kommen, fand die Versammlung unter der Leitung des 2. Vorsitzenden, Niemeyer, statt.

Sauer sprach über die Herstellung eines neuen Verbandes bei Unterkieferbrüchen. Die Verletzten kommen oft erst dann in die Behandlung des Zahnarztes, wenn schon Callus zwischen den Bruchflächen vorhanden ist. In diesen Fällen müssen die Bruchflächen sehr langsam und unter Druck zueinander hingezogen werden, und das geschieht am besten mit federndem Drahte. Die Zähne werden labial und lingual von einem Drahtbügel so umfaßt, daß zwei Teile entstehen; an dem einen Teile ist auf der Zungenseite eine Röhre angelötet, und an dem andern Teile hat der Draht eine Verlängerung, die beim Anlegen des Apparates in die Röhre paßt. Werden nun der linguale und der labiale Bügel durch Bindedraht näher aneinander gezogen, so müssen sich die Bruchstücke des Knochens einander auch nähern, wobei die angelötete Röhre mit dem darin laufenden Drahtende zur Führung dient. Man zieht den Bindedraht aller zwei bis drei Tage etwas schärfer an.

Witzel besprach die Alveolarpyorrhöe. Er tritt der Vorstellung entgegen, daß es sich um eine Blennorrhöe des Zahnfleisches handele: „Wir haben es weder mit einer Verschwärung des Zahnfleisches noch mit einer primären Entzündung des Wurzelperiostes zu tun, sondern mit einer durch septische Reizung des Knochenmarkes hervorgerufenen „Molekularnekrose“ der Alveolen (Karies des Zahnfaches).“

In einer Diskussion über die Replantation berichtete Sauer über eine Implantation, die er bei einem Studenten versucht hat. An Stelle des ersten Mahlzahnes unten rechts, der schon lange fehlte, bohrte er eine Alveole und befestigte darin einen oberen Prämolar. Der Zahn ist anfangs fest geworden; aber der Student (Mediziner) hat ihn jedermann als

Wunder gezeigt, und durch die vielen vorzeitigen Untersuchungen ist die Festigkeit verloren gegangen.

Die Unterrichtsfrage wurde abermals eingehend diskutiert. Witzel hatte in einer „Korrespondenz" an die Vierteljahrsschrift für Zahnheilkunde berichtet, daß auf Veranlassung und mit materieller Unterstützung des Central-Vereins demnächst in Berlin ein Zahnärztliches Institut nach amerikanischem Muster errichtet würde. Diese Nachricht wurde vom Vereinsvorsitzenden als verfrüht entschieden zurückgewiesen. Nun erwartete man in Heidelberg bei der Versammlung, daß Witzel einen auf die Gründung des Institutes zielenden Antrag einbringen würde, wie es auch auf der Tagesordnung stand. Doch zog er den Antrag auf ein Jahr zurück, weil er glaubte Grund zu haben zu der Aussicht, daß demnächst an der Leipziger Universität ein Zahnärztliches Institut errichtet würde. Es liest sich interessant, daß Witzel damals mit starker Betonung den Satz aussprach: „Wir aber wollen im Interesse der Sache, welche uns so sehr am Herzen liegt, wünschen, daß nicht allein die medizinische Fakultät, sondern namentlich auch Dr. Hesse nach der Errichtung des Lehrinstitutes zu der Erkenntnis kommen mögen, daß das Institut nur dann seine Aufgabe erfüllen kann, wenn an demselben mindestens drei Zahnärzte als Lehrer angestellt werden." Prof. Hesse war bekanntlich alleiniger Lehrer des erst 3 Jahre später, 1884, errichteten Institutes, nur von Assistenten unterstützt. Die zahnärztlichen Vereine in Sachsen haben es, nach dem Tode Hesses, im Herbst 1906, für ihre erste Aufgabe gehalten, an die medizinische Fakultät der Universität Leipzig eine Petition zu richten, worin die Notwendigkeit dargelegt wurde, drei Lehrer statt eines anzustellen. Es sind schließlich zwei angestellt worden. Dagegen wurden in Berlin, wo 3 Tage nach dem Leipziger das Zahnärztliche Institut der Universität Berlin eröffnet wurde, 3 Lehrer angestellt, ebenso später in Breslau und in München.

Bezüglich innerer Vereinsangelegenheiten ist zu berichten, daß neue Statuten angenommen wurden, nach denen Zahnärzte, die im Auslande wohnen und daselbst approbiert sind, als außerordentliche Mitglieder aufgenommen werden können. Ferner wurde der allgemeine Wunsch ausgesprochen,

Baume zu veranlassen, dem schon im Jahre 1876 gestellten Antrag auf Umwandlung der Vierteljahrsschrift in eine Monatsschrift nunmehr Folge zu geben und sich recht bald mit der Verlagshandlung von Arthur Felix ins Einvernehmen zu setzen.

Zum Albrechtstipendium hat die Sammlung 2000 M ergeben. Der Verein bewilligt 1000 M dazu aus der Vereinskasse.

Die Vorstandswahl ergibt die bisherigen Mitglieder. Zeitmann wurde zum Ehrenmitgliede ernannt.

In der „Korrespondenz" bezüglich der Heidelberger Versammlung wird es wieder beklagt, daß zu viel Zeit und Geld für das Vergnügen geopfert wird. Die Heidelberger Versammlung kostete der Vereinskasse 1200 M, zum größten Teil für die Illumination des Heidelberger Schlosses, wobei allerdings bei dem geringen Besuch auf jeden Teilnehmer fast 30 M oder auf jedes der anwesenden Mitglieder 40 M kommen. Die Einrichtung der „Festkarten" sollte aufgegeben werden; dann könne jeder Kollege die Versammlung ohne Scheu besuchen. „Der wissenschaftliche Ernst und ein gemeinschaftliches Festessen genügen vollständig. Auf Provinzialversammlungen der Zahnärzte gibt es keine Festkarten, auch wird die Vereinskasse nicht angegriffen, und doch stehen die Versammlungen nicht zurück, ja der Besuch wird von Jahr zu Jahr größer." . . „Lassen Sie uns die Festkarten abschaffen und das Vereinsvermögen sparen, dann werden die Versammlungen mehr besucht und die finanziellen Verhältnisse nicht schlechter."

In der Vierteljahrsschrift beginnt Schlenker die Veröffentlichung einer Preisschrift „Untersuchungen über die Verknöcherung der Zahnnerven, ihre Ursachen, Erscheinungen, Folgen und Behandlungen", die in den folgenden Jahrgängen fortgesetzt wird.

Im Januarheft 1882 begegnen wir zum ersten Male O. Walkhoff, dem jetzigen Vorsitzenden des Central-Vereins, als Mitarbeiter der Vierteljahrsschrift; vorher ist er schon wiederholt von seinem Schwiegervater Sauer als sein Mitarbeiter erwähnt worden. Die erste Arbeit betrifft „Ein neues Wurzelfüllungsmaterial". Dies besteht aus entkalkten Elfenbeinfeilspänen, also pulverisiertem Zahnknorpel, mit Karbolsäure- oder Thymollösung zu einem Brei angerührt.

Über das Jodoform machen Mitteilung Scheff, Tanzer, Niemeyer, Schneider, Skogsborg, Hagelberg.

Michaelis berichtet über „Die Zahnärztliche Schule an der königlichen Universität Breslau“, die seit 10 Jahren besteht und vom Privatdozenten Dr. med. Julius Bruck geleitet wird.

Sauer veröffentlicht im Namen des Central-Vereins und der Berliner Zahnärztlichen Gesellschaft eine an den Reichstag gerichtete Petition um Aufhebung der Gewerbefreiheit auf dem Gebiete der Zahnheilkunde. Telschow beschreibt einen Zelluloidapparat. Scheff bespricht „Das Chinolin als Antiseptikum in der Zahnheilkunde“. Endlich befindet sich in der Vereinszeitschrift ein Bericht über die Verhandlungen der 12. Sektion (Zahnheilkunde) beim Internationalen medizinischen Kongreß in London 1881. Es ist der erste Internationale medizinische Kongreß, der eine zahnärztliche Abteilung gehabt hat. Aus Deutschland haben jedoch nur 5 Teilnehmer die zahnärztliche Abteilung besucht. Auf diesem Kongreß demonstrierte Coffin die in zwei Teile zerlegte Regulierplatte mit der W-förmig gebogenen Feder, die zwar nicht von Coffin erfunden worden, aber durch ihn erst allgemein bekannt geworden ist.

Als größeres odontologisches Werk erschienen Baumes „Odontologische Forschungen“, die mehr hätten studiert werden sollen, als es geschehen ist. Das Werk gründet sich auf eigene Untersuchungen, Beobachtungen und Erfahrungen des Verfassers sowie auf gehörige Literaturkenntnis und ist gründlich durchdacht und geistreich geschrieben. Jul. Parreidt gab „Zahnärztliche Mitteilungen aus der Chirurgischen Universitätspoliklinik“ heraus. Er berichtet darin über seine Tätigkeit als Zahnarzt am Chirurgisch-poliklinischen Institut der Universität Leipzig 1876—1881, gibt interessante statistische Zusammenstellungen und bespricht verschiedene pathologische und klinische Beobachtungen und Erfahrungen.

21. Versammlung, 7. bis 9. August 1882 in Berlin. 24. Vereinsjahr 1882/83.

Diese Versammlung war von allen 21 bis dahin abgehaltenen die zweitstärkst besuchte; nur die 10. (Frankfurt) hatte einen Besucher mehr. Überhaupt sind die Berliner Versammlungen stets besser besucht als alle anderen, was ja bei der großen Anzahl von Zahnärzten, die in Berlin praktizieren, eigentlich selbstverständlich ist.

Witzel hat das Jodoform in sein Schema der Pulpenbehandlung mit aufgenommen und hält einen ausführlichen Vortrag darüber. Sauer stellt einen Patienten vor, dem er zur Verdeckung einer Wangenfistelnarbe eine Hauttransplantation vorgenommen hatte. Sauer führt ferner Patienten mit geheilten Kieferbrüchen vor sowie einen mit einem Gaumenobturator. Sodann wird über die Frage verhandelt: „Ist es rationell, jeden verloren gegangenen Zahn durch einen künstlichen zu ersetzen?“ Die Redner verneinen die Frage sämtlich. Jetzt ist man anderer Meinung; damals war die Brückenarbeit noch unbekannt.

„Welches sind die Erfahrungen über die Anwendung des v. Lesserschen Apparates zur lokalen Anästhesie?“ lautete eine der Programmfragen. Der Apparat bestand aus Röhren, die einerseits in eine Äther enthaltende Flasche, andererseits in Metallkästchen mündeten, welche 'an die Alveole zu beiden Seiten des Zahnes angelegt wurden. Durch Einblasen von Luft mit einem Gummigebläse in den Äther entsteht Zirkulation des Ätherdampfes in den Röhren und in den Kästchen und damit Abkühlung des Zahnfleisches und der Alveole. zur Nedden hatte schon früher einen ähnlichen Apparat konstruiert (vgl. S. 14), worin er durch Kältemischung abgekühlte Flüssigkeit zirkulieren ließ. — Iszlai demonstrierte den Paquelinschen Brenner als Cauterium actuale. Telschow führte eine hydraulische Presse vor zum Prägen von Metallplatten, ferner einen Gasregulator, mit und ohne Uhrwerk, zum Selbstauslöschen der Heizflamme beim Vulkanisieren, weiter einen Muffelofen zum Schmelzen von Allens Porzellan, mit Gasheizung, einen pneumatischen Apparat für die Bohrmaschine, als Füllhammer und als Luftbläser zu verwenden, und endlich einen kleinen Mundbeleuchtungsapparat.

Witzel hat zwei Prämien gestiftet für Studierende der Zahnheilkunde, die besonders gute Metallarbeiten oder Kautschukarbeiten lieferten. Der erste Preis bestand aus 30 M und Witzels Werk „Die antiseptische Behandlung der Pulpakrankheiten“, der zweite aus Wedls „Atlas zur Pathologie der Zähne“.

Lange Verhandlungen verursachte in der Berliner Versammlung der Antrag, das Vereinsorgan in eine Monatsschrift umzuwandeln, indem Witzel durch eine besondere Druckschrift die Mitglieder aufgefordert hatte, einen Wechsel in der Redaktion eintreten zu lassen. Er tadelte besonders, daß der Redakteur in den letzten Jahren von den Versammlungen ferngeblieben sei. Außerdem verlangte Witzel, daß die Mitglieder die Zeitschrift für die Hälfte des Ladenpreises bekommen sollten, ein Ziel, das jetzt, seit 1908, tatsächlich erreicht ist. Baume wies auf die große Schwierigkeit hin, es allen Mitgliedern recht zu machen und zugleich auch den andern Abonnenten und dem Verleger. Nach erregter Debatte klärten sich die Ansichten, und dem Redakteur wurde eine Vertrauenserklärung zuteil. Zu den Verhandlungen wegen der Vereinszeitschrift war der Verleger eingeladen worden, der sich bereit erklärte, die Vierteljahrsschrift von 1883 an in Monatsheften unter dem Titel „Deutsche Monatsschrift für Zahnheilkunde“ herauszugeben und sie den Mitgliedern des Vereins für 10 M jährlich franko zuzuschicken, sobald sie sich unter Beifügung des Betrages direkt an die Verlagsbuchhandlnng wenden. Zugleich erklärte der Verleger, daß er die Hälfte des jährlichen Honorars, das dem Redakteur vom Verein bewilligt ist, mithin (außer seinem bisherigen Beitrage von 600 M zum Redaktionshonorar) den Betrag von 500 M, noch mit tragen wolle. Dagegen wird der Preis der Vereinszeitschrift für Nichtmitglieder der größeren Expeditionskosten wegen, die eine Monatsschrift verursacht, auf 14 M pro Jahrgang erhöht. Der Verein genehmigte diese Vorschläge. Eine schriftliche Vereinbarung zwischen Verein und Verlag enthielt noch die Bestimmung, daß der Umfang des Jahrganges der Monatsschrift gewöhnlich 28 bis 30 Bogen betragen und 32 Bogen nicht überschreiten sollte.

Diese Grenze ist jedoch niemals eingehalten worden; der Umfang ist ohne weitere Vereinbarung im Verlage von Arthur Felix nach und nach auf 47 Bogen angewachsen.

In den Vorstand wurden gewählt Klare, Niemeyer, Kleinmann als Vorsitzende, Adelheim als Sekretär, Haun als Kassierer.

Auf Antrag des Vorsitzenden wurde beschlossen, künftig den Bericht über die innern Angelegenheiten, soweit er nicht von allgemeinem Interesse ist, nicht mehr in der Vereinszeitschrift zum Druck zu bringen, sondern ihn besonders drucken zu lassen und einzeln an die Mitglieder zu versenden. Nach dieser Vorschrift ist mehrere Jahre verfahren worden; später aber ist die Versendung unterblieben, ohne daß der erwähnte Beschluß aufgehoben worden wäre, und allmählich ist ein kurzer Bericht auch wieder mit in die Vereinszeitschrift regelmäßig aufgenommen worden.

Kreisarzt Med.-Rat Dr. Landmann gab in der Monatsschrift „Vorsichtsmaßregeln gegen die Übertragung von Krankheiten auf Gesunde bei den Untersuchungen und Operationen der Zahnärzte". Der Ansteckungsstoff mancher Krankheiten ist im Speichel enthalten; daher ist die Gefahr immer gegeben, daß ein Zahnarzt, der nicht besondere Vorsicht anwendet, diese Krankheiten übertragen kann. Bei den akuten Krankheiten kommt das weniger in Betracht, weil die betreffenden Kranken durch das Fieber gezwungen sind, das Bett zu hüten, und etwa erforderliche zahnärztliche Behandlung deswegen einstweilen unterbleibt. Aber chronische Leiden können leicht auch durch den Zahnarzt übertragen werden, am leichtesten die Syphilis. Der Zahnarzt darf sich nicht darauf beschränken, nur dann, wenn er syphilitische Affektionen in einem Munde wahrgenommen hat, Hände und Instrumente nach der Operation zu desinfizieren; denn die syphilitischen Affektionen sind als solche oft schwer oder gar nicht zu erkennen und werden leicht übersehen oder für etwas anderes gehalten. Außerdem ist es möglich, daß die Mundsekrete von konstitutionell Syphilitischen auch dann ansteckend sind, wenn Affektionen im Munde fehlen. Dieser Sachlage gegenüber kann nur die jedesmalige Anwendung geeigneter Vorsichtsmaßregeln nach Abfertigung eines Patienten genügende Sicherheit bieten. Das Mindeste, was zu tun ist, dürfte sein: 1. Sorgfältiges Händewaschen vor Beginn der Untersuchung jeder zur Behandlung kommenden Person. 2. Benutzung einer frischen Serviette für jeden Patienten. 3. Zum Abdrucknehmen Benutzen von Gips, bei Benutzung von Stentsmasse Verbrennen der gebrauchten und Benutzung neuer Masse in jedem Falle. 4. Desinfektion der gebrauchten Instrumente vor der Anwendung bei einer folgenden Person. Diese Desinfektion geschieht am besten durch Kochen in 2—4 proz. Sodawasser. Apparate, die nicht gekocht werden können, erfordern andere Maßnahmen. Man muß immer daran denken, daß nichts, was schon in dem Munde eines Menschen gebraucht worden ist, ohne Sterilisierung in einen andern Mund gebracht werden darf.

Walkhoff berichtete über die Behandlung der Pulpakrankheiten mit Jodoformknorpel und Chlorphenol. Das schon S. 80 erwähnte Pulver aus entkalkten Elfenbeinfeilspänen wird mit Jodoform gemischt. Zu Wurzelfüllungen wird das Pulver mit Chlorphenol angerührt (das durch Einleiten von Chlor in flüssig gemachte Karbolsäure gewonnen wird). Hyperämische Pulpen werden mit dem Brei bedeckt, worauf Zement kommt. Bei Entzündung der Pulpa wird erst mit Arsenik geätzt, die Pulpa amputiert und dann Jodoformknorpel mit Chlorphenol auf den Pulpastumpf gelegt.

Kahnd machte Mitteilung über den Gebrauch des Spencemetalles zu Patrizen und Matrizen, zwischen denen Metallplatten gepreßt werden.

Im Jahre 1883 starb Prof. Albrecht, der über 28 Jahre in Berlin eine Klinik für Zahn- und Mundkrankheiten geleitet hatte. Prof. Busch leitete darauf die provisorische Zahnärztliche Klinik der Universität vom 7. Mai 1883 bis 18. Oktober 1884, wo das Zahnärztliche Institut eröffnet wurde, dessen Direktor Busch bis 1907 war.

Nach dem Tode Albrechts richtete Kühns in der Monatsschrift einen Aufruf an sämtliche Zahnärzte, worin er ermahnte, „durch gemeinsame Schritte auf Neugestaltung im Sinne umfassender Bildungsanstalten an einigen Universitäten zunächst das lebhafte Interesse des Vereins zu betätigen und auf das Bedürfnis solcher Einrichtungen geeigneten Ortes mit allem Nachdruck hinzuweisen.“ .. „Wir müssen zu erreichen suchen:

Anstellung von Lehrkräften, die jeden Zweig unserer Wissenschaft vertreten; eine dem Stande der Wissenschaft gemäß ausgestattete und geleitete Klinik; ein Laboratorium unter Leitung eines Zahnarztes und womöglich Einreihung der Zahnheilkunde in die medizinische Fakultät.“

Die Versammlungen des Central-Vereins sind oft nur schwach besucht gewesen: in Koburg (1878) waren nur 44 Teilnehmer, in Freiburg (1875) 54, in Hannover (1876) 58, in Leipzig (1877) 58, in Bremen (1879) 49, in Heidelberg (1881) 44. Für 1883 hatte man Frankfurt als Kongreßstadt gewählt. Nun pflegte der Zahnärztliche Verein zu Frankfurt, damals schon wie jetzt noch, jedes Jahr zu seiner Versammlung im Mai einige hundert Einladungen auszusenden und erzielte immer guten Besuch. Der Vorstand des Central-Vereins war der Meinung, daß dadurch dem Besuche des Central-Vereins Abbruch getan werde. Daher richtete der zweite Vorsitzende, Niemeyer, einen Brief an den Vorsitzenden des Frankfurter Vereins, Paulsen, worin diesem vorgestellt wurde, ob nicht die Einladungen durch ganz Deutschland und über die Grenze hinaus so kurze Zeit vor der Versammlung des Central-Vereins einen nachteiligen Einfluß auf die Frequenz des letzteren ausüben müßten. In ähnlichem Sinne haben sich Klare und Sauer geäußert. Niemeyer konstatierte die „Tatsache, daß sehr strebsame Kollegen, die sich sonst den Versammlungen des Central-Vereins gewidmet haben, infolge dieser Einladungen ihre Vorträge einige Monate vorher in Frankfurt halten. Nun, wer darin keine Schädigung des Besuches unseres Central-Vereins sieht, will sie nicht sehen“.

Im Jahre 1882 praktizierten im Deutschen Reiche 415 Zahnärzte, 23 wurden in demselben Jahre approbiert.

22. Versammlung, 6. bis 8. August 1883 in Frankfurt a. M. 25. Vereinsjahr 1883/84.

Während die Versammlungen des Central-Vereins in Frankfurt 1863, als der Verein kaum 100 Mitglieder hatte, von 85 Teilnehmern, 1869 von 115 besucht gewesen waren, zählte man 1883 nur 61. Niemeyer führte den Vorsitz und erwähnte in der Eröffnungsrede, daß der Vorstand aus Anlaß des Todes von Prof. Albrecht Gelegenheit genommen habe, durch wiederholte Eingaben an das Preußische Kultusministerium und an die Medizinische Fakultät der Universität in Berlin bei etwaiger Neubesetzung der Stelle seine Wünsche vorzubringen, und dabei betont habe, daß der Unterricht nicht allein in den Händen eines Chirurgen, sondern hauptsächlich in denen eines Zahnarztes liegen müsse.

Sauer berichtete über Unterkieferersatz nach Dehnung des Narbengewebes. Wegen zu enger Mundöffnung konnte das Ersatzstück auf gewöhnliche Weise nicht in den Mund gebracht werden; daher versuchte es Sauer mit verschiebbaren Hälften, die durch einen Führungsstift im Munde aneinander geschoben werden konnten. Durch Zwischenlegen von Guttapercha zwischen die Hälften, die von Zeit zu Zeit verstärkt wurde, erreichte man zugleich, daß die Kieferstümpfe allmählich in ihre richtige Lage in Beziehung zu den Zähnen des Oberkiefers gebracht wurden, so daß nun dauernder Ersatz angefertigt werden konnte.

Schlenker demonstrierte seinen aus 26 Tafeln bestehenden mikrophotographischen Atlas und seinen aus 20 Tafeln bestehenden Atlas der Kiefer- und Zahnanomalien. Die ersten Tafeln enthalten die stufenförmige Entwicklung der Schmelzfalten im oberen Schneidezahne des Menschen als Abnormität und solche als Norm bei verschiedenen Tierzähnen, dann folgen interstitielle mikroskopisch kleine Höhlen in den harten Zahnsubstanzen, Zementhypertrophien, Zähne in Zähnen, zusammengewachsene Zähne, Präparate zur Pulpenamputation, natürliche und künstlich erzeugte Karies usw.

Blumm hielt über Zahnfleischemailarbeiten einen eingehenden Vortrag, der sich auszeichnete durch Mitteilung mancher Mißerfolge und durch Angabe von Mitteln und Wegen, die endlich zu befriedigenden Ergebnissen geführt haben. Bock teilte mit, daß er mit der Coffinschen Platte in 3 Wochen bedeutende Verbreiterung des Oberkiefers erzielt hat; er hält diese Extensionsplatte für einen wesentlichen Fortschritt, was sich ja auch in der Praxis vieler Zahnärzte bestätigt hat.

In der Mitgliedersitzung wurde über eine Petition an den Kultusminister und an den Dekan der Medizinischen Fakultät beraten, worin um Anstellung Baumes und Sauers als Lehrer der Zahnheilkunde ersucht wird.

Die Petition des Central-Vereins und der Berliner Zahnärztlichen Gesellschaft wegen Änderung des § 143 der Gewerbeordnung haben wenigstens den Erfolg gehabt, daß das Umherziehen der Zahntechniker durch Gesetz eingeschränkt worden ist.

Die im nächsten Jahre stattfindende Feier zum 25jährigen Bestehen des Central-Vereins ist Anlaß, daß ein Preis von 100 M für eine Geschichte des Central-Vereins Deutscher Zahnärzte ausgeschrieben wird. Der Preis ist nicht zuerkannt worden, aber Kleinmann hat eine kurze Schrift unter dem Titel „Historische Notizen aus dem Vereinsleben deutscher Zahnärzte" herausgegeben, die unter Zustimmung des Vorstandes als Festschrift allen Kollegen gewidmet war und im wesentlichen die Geschichte der ersten 25 Jahre des Central-Vereins enthält.

Zur Gründung einer Zahnärztlichen Witwenkasse wurde mit der Entwerfung eines Planes ein Komitee betraut, bestehend aus Geißler, Schneider und Parreidt.

Die Vorstandswahl ergab Klare, Niemeyer, Sauer als Vorsitzende, Haun als Kassierer, Parreidt als Sekretär.

Auf die 1879 für die beste Abhandlung über zahnärztliche Technik ausgeschriebene Preisfrage ist nur eine Arbeit, von Detzner, eingeschickt worden. Unter den Preisrichtern war eine Einstimmigkeit über die Prämiierung nicht zu erzielen gewesen. Aus den einzelnen Ansichten ging aber hervor, daß die Arbeit Anerkennung verdiene. Daher wurde dem Verfasser vom Vorstande die ehrenvolle Anerkennung schriftlich ausgedrückt.

Den Witzel-Preis erhielten die Studierenden Paul Zang und Hans Knod.

Die „Korrespondenz" die früher nach jeder Versammlung im Vereins-Organ erschien und ein Stimmungsbild enthielt, betont diesmal: „Das Belehren muß aber in der Hauptsache immer an den Zentralpunkt, den Central-Verein, gebunden bleiben, fern von Zersplitterung durch größere Versammlungen der Lokalvereine. Sonst bekommen wir von manchen Dingen mindestens Wiederholungen, welche Zuhörer oder Leser ermüden, statt sie für die betr. Versammlung oder für unser Organ, die Monatsschrift, zu interessieren."

Sauer teilte im Oktoberhefte 1883 der Monatsschrift mit, daß ihm gestattet sei, seine Vorlesungen am schwarzen Brett der medizinischen Fakultät anzukündigen.

Klare schrieb über den ersten bleibenden Mahlzahn bei Kindern von 6 bis 12 Jahren, wobei er am Schlusse seine Ansicht in folgenden Sätzen zusammenfaßt: 1. Die Gruppe der 6jährigen Backenzähne unterliegt der Zerstörung durch Karies sehr leicht. 2. Die Bedingungen, unter denen die Erhaltung versucht werden kann, sind ungünstige, und das Resultat ist ein zweifelhaftes. 3. Bei geringer Erkrankung eines normal entwickelten Zahnes im Munde eines gesunden Kindes soll die Erhaltung angestrebt werden, wenn nicht räumliche Verhältnisse die Entfernung wünschenswert machen. 4. Weiter fortgeschrittene Zerstörung des 6jährigen Backenzahnes macht auch in sonst guten Gesundheitsverhältnissen des Kindes die Entfernung wünschenswert, bei skrofulösen wie überhaupt schlecht genährten Kindern nötig. 5. Bei mangelhafter Entwicklung der Kiefer ist die Entfernung kranker erster Molarzähne immer notwendig, gesunder in gewissen Fällen angezeigt. — Jetzt sucht man aus orthodontischen Rücksichten den Sechsjahrmahlzahn unter fast allen Umständen zu erhalten. Doch hat Riesenfeld auf Grund reichen Materials in der Poliklinik von Partsch kürzlich (1908) nachgewiesen, daß die Extraktion der Sechsjahrzähne, wenn sie zur rechten Zeit geschieht, entschieden von Vorteil für die Stellung der übrigen Zähne ist.

Kleinmann erörtert ausführlich den Nutzen der Lokal- und Provinzialvereine, meint aber auch, wie der Vorstand des Central-Vereins, sie möchten nicht aus dem Rahmen eines Lokalvereins heraustreten.

Im Aprilhefte der Monatsschrift 1884 wird ein Auszug aus den Verhandlungen des Preußischen Landtages veröffentlicht. Der Abgeordnete Löwe (Bochum) hatte sich des zahnärztlichen Unterrichts warm angenommen. Er hat hingewiesen auf den noch immer vorhandenen Mangel eines Lehrstuhles und eines Instituts für Zahnheilkunde bei der medizinischen Fakultät in Berlin. „Während so viel gerühmt wird, daß wir Künstler und Gelehrte nach allen Ländern exportieren, importieren wir solche für Zahnheilkunde.“ Für die mittleren und ärmeren Klassen ist ein wahres Bedürfnis vorhanden nach guten Zahnärzten mit mäßigen Ansprüchen. Der Regierungskommissar Geh. Rat Dr. Althoff hat erwidert, daß er die Ansicht des Redners von der Bedeutung der Zahnheilkunde vollkommen teile, ein Institut müsse errichtet werden, die Unterrichtsverwaltung hoffe, daß im nächsten Jahre ein Institut der Zahnheilkunde eröffnet werden könne, das der Stadt und der Universität würdig sei.

In anthropologischen Werken begegnet man jetzt noch oft der Angabe, daß die mittleren oberen Schneidezähne bei Frauen breiter seien als bei den Männern. Die Angabe rührt von Schaafhausen her, der 8,10 mm Breite im Durchschnitt bei 12 Männern und 9,4 mm bei 12 Frauen ermittelt haben will. Parreidt (Monatschr. f. Zahnh. 1884), der die Breitendifferenz von 1,3 mm zugunsten der Frauen für irrtümlich hielt, stellte Messungen an 100 Frauen und 100 Männern an und ermittelte für jene im Durchschnitt die Breite von 8,34, für diese 8,48 mm, also 0,14 mm zugunsten der Männer.

Parreidt schrieb ferner über „Die Ursachen des Mißverhältnisses zwischen der Größe der Kiefer und derjenigen der Zähne". Er betrachtet in dieser Beziehung die Erblichkeit, die allgemeine Ernährung, den Gebrauch oder Nichtgebrauch der Zähne und die Entziehung der Nahrung eines Körperteiles durch vermehrte Zufuhr in andere Teile. Bezüglich des Wachstums verhalten sich Kiefer und Zähne verschieden: Die Kiefer wachsen etwa bis zum 24. Jahre und werden, je nach Umständen, im Wachstum gefördert oder beeinträchtigt; die Zähne hingegen können nicht größer und nicht kleiner werden, als sie (für die Schneide- und Eckzähne und die ersten Mahlzähne) im Embryo, (Prämolaren und zweite Mahlzähne) in den ersten drei Lebensjahren und (Weisheitszähne) im 8. Jahre angelegt worden sind. Nach Beginn der Dentifikation kann der Umfang eines Zahnes nur noch um eine Spur in der Schmelzschicht beeinflußt werden. Wenn Krankheiten und schlechte Ernährung hemmend auf die Zahnbildung einwirken, so entstehen schmälere Zonen, eine wellige Oberfläche und unvollkommene Dentifikation (Interglobularräume), aber die Zähne werden nicht im ganzen kleiner entwickelt. Von der allgemein gültigen Regel, daß sich ein arbeitender Teil größer entwickelt als ein ruhender, ist der Zahn ausgenommen; er kann sich wohl kräftiger im Gefüge entwickeln, aber nicht im Umfange durch die physiologische Kongestion zunehmen. Weniger gebrauchte Zähne werden im Gefüge weniger fest, aber nicht im Umfange kleiner. Anders verhalten sich die Kieferknochen, sie profitieren durch die Arbeitskongestion sowohl hinsichtlich der Größe als auch hinsichtlich des Gefüges.

Wichtig ist daher der Gebrauch der Milchzähne für die Breiteentwicklung der Kiefer. Die Zähne nehmen infolge des Generationen hindurch fortgesetzten ungenügenden Gebrauchs nicht an Größe ab, sondern an Festigkeit, während die Kiefer an Größe abnehmen. Nur auf die Größe der Weisheitszähne kann die Arbeitskongestion Einfluß haben, weil diese Zähne erst im 8. Jahre anfangen zu dentifizieren. Der Einfluß ist aber, wegen der geringen Kauarbeit in den Kinderjahren, nicht günstig. Die Verkümmerung der Weisheitszähne ist vielleicht mit eine Folge davon, daß dieser Zahn sich spät entwickelt, zu einer Zeit, wo sich die ungenügende Arbeitskongestion schon bemerkbar macht. Im übrigen ist die verschieden lange Wachstumsperiode bei den Kiefern und den Zähnen die wesentlichste Ursache des Mißverhältnisses zwischen der Größe der Kiefer und derjenigen der Zähne.

Hesse schrieb über „Die Füllung der Zahnwurzeln". Man soll den Gummi anlegen, die Wurzelkanäle zugängig machen, sie reinigen und dann mit Zement füllen. In einer andern Mitteilung berichtet Hesse, daß mit Beginn des Wintersemesters 1884/85 an der Universität Leipzig eine Fachschule eröffnet werden wird mit 10 Operationsstühlen: 20 Studierende finden auf die Weise Gelegenheit zu genügender Übung, indem sie abwechselnd einen Tag 1—5 Uhr Technik üben, den andern operativ beschäftigt werden.

Im Jahre 1883 gab es im Deutschen Reiche 451 Zahnärzte.

23. Versammlung, 4. bis 6. August 1884 in Berlin.
26. Vereinsjahr 1884/85.
Feier des 25jährigen Bestehens des Vereins.

Diese Versammlung ist von allen bisherigen die stärkstbesuchte, sie zählt 143 Teilnehmer.

Klare zitierte in der Eröffnungsrede einen Ausspruch Häsers (Geschichte der Medizin, wo es über die Zahnheilkunde heißt): „Durch Bemühungen dieser Ärzte (Serre, Carabelli, Heider) und ihrer zahlreichen Nachfolger hat sich auch die Zahnheilkunde zu hoher Blüte entwickelt, obschon sie auf der andern Seite infolge der großen Fortschritte ihres kosmetischen Teiles und durch die namentlich in Deutschland eingeführte Freigebung des ärztlichen „Gewerbes“ der Gefahr ausgesetzt ist, von neuem der Betriebsamkeit ungebildeter Empiriker zu verfallen.“ „Die Gefahr ist in der Tat vorhanden“, sagt Klare weiter, „und würde noch vergrößert werden, wenn es geschehen könnte, daß es betriebsamen Empirikern gestattet würde, an einer Universitätsklinik für Zahnärzte mit zugelassen zu werden.“ Diese Sorge Klares ist deshalb entstanden, weil es in der Mitteilung Hesses über das zu eröffnende Zahnärztliche Institut in Leipzig u. a. heißt: „Sollten sich sogenannte Zahntechniker zum Unterricht melden, so können dieselben insoweit zugelassen werden, als es die Unterrichtsmittel gestatten.“ Mit dieser Äußerung hat allerdings Prof. Hesse einen Fehler gemacht, den er auch später eingesehen hat, er hat Techniker zum Unterricht so gut wie nicht zugelassen.

Sauer sprach in seiner Begrüßungsrede die Hoffnung aus, daß Berlin der Ort sein werde, wo die Feier des 50jährigen Bestehens des Central-Vereins dereinst begangen werden wird. Nun erfüllt sich diese Hoffnung. Daß aus diesem Anlasse der 5. Internationale zahnärztliche Kongreß nach Berlin eingeladen worden ist, gibt der Feier eine größere Bedeutung, als vor 25 Jahren geahnt werden konnte.

Der zahnärztliche Verein zu Frankfurt a. M. richtete eine herzliche Glückwunschadresse an den Central-Verein zu seinem Jubiläum und erzielte dadurch großen Beifall.

Hesse sprach über Kieferhöhlenerkrankungen, Herbst zeigte die Rotationsmethode des Goldfüllens, Skogsborg sprach über die Behandlung akuter Pulpitiden mit Jodoformpräparaten, Grohnwald demonstrierte das Drumondsche Kalklicht, Schreiter seinen Apparat zur Mundhöhlenbeleuchtung, Geißler Loßners elektrischen Mundbeleuchtungsapparat, Idzikowski sein Verfahren, Gebißplatten aus schwarzem und rosafarbigem Kautschuk kombiniert herzustellen, Schmidt demonstrierte eine Eierstockzyste, worin ein Zahn steckte.

Dann wurde beraten über Befestigung künstlicher Zähne, mit besonderer Berücksichtigung der Befestigung durch Stifte in den Wurzelkanälen, wobei Witzel Rauhes Verfahren empfahl, einen Stift in die Wurzel einzuzementieren, der in einen entsprechenden Kanal der Kautschukplatte paßt. Bödecker hielt Vortrag über Alveolarpyorrhöe. Am dritten Sitzungstage hielt zum ersten Male im Central-Verein Dr. W. D. Miller einen Vortrag, und zwar über „Die Pilze der Zahnkaries, ihr Reinzüchten und ihre pathologischen Eigenschaften".

Die Gründung der Zahnärztlichen Witwenkasse wurde in dieser Versammlung beschlossen. Der Verleger der Vereinszeitschrift, Herr Arthur Felix, schickte folgendes Telegramm: „Der Hochansehnlichen Versammlung sende ich freundlichen Gruß zum Jubelfeste und die besten Wünsche für das Wachsen und Blühen des Vereins. Auf den Gabenteller für die Witwen und Waisen, deren auch die Fröhlichen gedenken, lege ich 500 M als Scherflein nieder. Der Segen des Herrn darüber, daß es sich mehre! Arthur Felix."

In der Mitgliedersitzung wurden 15 ordentliche und 3 außerordentliche Mitglieder aufgenommen, für damalige Verhältnisse eine ungewöhnlich hohe Zahl.

Ein Antrag Petermanns, bei der Verlagshandlung darauf hinzuwirken, daß der Preis der Monatsschrift auch für Nichtmitglieder herabgesetzt werde, um dem Vereinsorgan größere Verbreitung zu verschaffen, wurde angenommen. Die Verlagshandlung hat jedoch geglaubt, darauf nicht eingehen zu können.

Der Vorsitzende verlas sodann einen Brief Baumes, worin dieser erklärte, daß die an sich schwierige Stellung eines Redakteurs der Vereinszeitschrift ihm in letzter Zeit noch mehr erschwert worden sei, und daß er deshalb beschlossen habe, die Redaktion der Deutschen Monatsschrift für Zahnheilkunde niederzulegen. Klare dankte Baume für seine Tätigkeit und sein Wirken im Interesse des Vereins.

Robert Baume war 1848 in Berlin geboren und besuchte daselbst die Bürgerschule und das Gymnasium, um Baumeister zu werden. Er wandte sich jedoch der Zahnheilkunde zu, die er in Berlin unter Albrecht mit Eifer studierte und bestand bereits 1870 das Staatsexamen. Schon 1871 zog er die Aufmerksamkeit der wissenschaft-

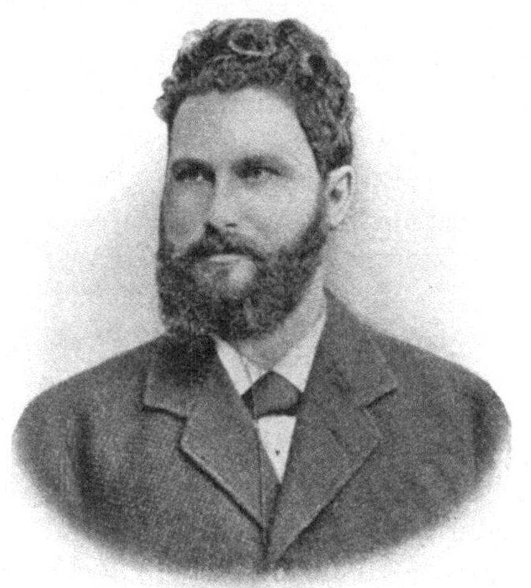

Rob. Baume.
geb. 1848, gest. 1907.

lichen Zahnärzte auf sich durch eine Arbeit „Über das Verhalten der Substantia spongiosa bei pathologischen Prozessen in den Alveolen der Kieferknochen", der später weitere gut durchdachte und auf mikroskopischen Untersuchungen beruhende Arbeiten folgten. 1872 wurde dem 24jährigen die Redaktion der Deutschen Vierteljahrsschrift f. Zahnh. übertragen, die er bis 1884 besorgt hat. Von größeren Werken ist vor allem sein Lehrbuch bekannt. Dazu kommen seine „Odontologischen Forschungen" und ein Bericht über den Schipkakiefer. Nachdem er die Redaktion der Vereinszeitschrift abgegeben hatte, ist er nur selten noch in die Versammlungen des Central-Vereins gekommen. 1886 erhielt er auf Antrag Parreidts die goldene Medaille des Vereins. 1904 erklärte er seinen Austritt aus dem Central-Verein. Zuletzt hat er seine Kräfte zu großem Teile der Freimauerei zugewendet. Er starb 1907.

Zur Neuwahl eines Redakteurs schlug in der 23. Versammlung der Vorstand Parreidt vor, der sich sowohl durch Herausgabe selbständiger Werke, als auch durch seine Beiträge in der Deutschen Vierteljahrs- und Monatsschrift, namentlich im Gebiet der Analekten, bekannt gemacht habe. Die Statuten enthalten nichts über die Modalitäten bei der Wahl eines Redakteurs. Der Vorstand bittet daher, die Wahl Parreidts durch Akklamation einfach zu bestätigen. Dies geschieht, worauf Parreidt für das ihm entgegengebrachte Vertrauen dankt und um Nachsicht bittet, im Fall er in der schwierigen Stellung nicht immer das Rechte treffe.

Die Vorstandswahl ergab Klare, Niemeyer, Sauer als Vorsitzende, Kühne (Magdeburg) als Sekretär, Haun als Kassierer.

In das Jahr der Feier des 25jährigen Bestehens des Central-Vereins fällt das wichtigste Ereignis in der Geschichte der Zahnheilkunde in Deutschland: die Eröffnung der Zahnärztlichen Institute an den Universitäten Leipzig und Berlin. Das Leipziger Institut ist schon erwähnt; es wurde am 16. Oktober 1884 eröffnet. Das Berliner Institut wurde am 20. Oktober eröffnet durch den Direktor des Instituts, Prof. Busch, dem als Lehrer zur Seite standen die Professoren Pätsch, Miller und Sauer. Mit Errichtung dieser beiden Institute wurde eins der Ziele erreicht, die der Central-Verein während der 25 Jahre seines Bestehens herbeigesehnt und eifrig erstrebt hat. Das beste Angebinde zum 25jährigen Jubiläum.

Walkhoff beginnt den Jahrgang 1885 der Monatsschrift mit einer Arbeit „Mikroskopische Untersuchungen über pathologische Veränderungen des Dentins“, die in späteren Heften fortgesetzt wird. Zuerst wird das transparente Dentin behandelt, wobei vermehrte Dichtigkeit, verengte Zahnscheiden und stark verkleinerte Zahnbeinfasern wesentlich sind. Die Trübung des Zahnbeins bei Karies ist charakterisiert durch Varikositäten der Zahnbeinkanälchen im harten, nicht pigmentierten Zahnbein. Dann folgt das 3. Stadium der Karies: pigmentiertes, teilweise erweichtes Zahnbein.

Herbst beschrieb sein „Neues Verfahren, Zähne zu füllen mit Zinn und Goldüberzug“. Er wendet dabei die Rotationsmethode an. Schneider machte auf das Kokain aufmerksam.

Morgenstern veröffentlichte in mehreren Heften „Untersuchungen über den Ursprung der bleibenden Zähne."

Im Maiheft gab Hesse bereits einen „Bericht über die Tätigkeit am Zahnärztlichen Institut der Universität Leipzig im Wintersemester 1884—1885". Sauer brachte im Oktoberheft einen Bericht aus der technischen Abteilung des Berliner Instituts über das Sommersemester.

24. Versammlung, 3. bis 5. August 1885 in Nürnberg.
27. Vereinsjahr 1885/86.

In Verhinderung des ersten Vorsitzenden leitete der 3. Vorsitzende, Prof. Sauer, die Versammlung; der 2. Vorsitzende, Dr. Niemeyer, war einige Tage zuvor gestorben.

Dr. Niemeyer, Zahnarzt in Braunschweig, hat als stellvertretender Vorsitzender von 1879 –1884 ziemlichen Einfluß auf den Central-Verein ausgeübt. Er war 1833 in Braunschweig geboren, besuchte daselbst das Gymnasium und das Polytechnikum, ging nach Paris, um dort zu studieren und die Zahntechnik zu erlernen, begleitete als Assistent einen englischen Zahnarzt nach Rußland, studierte in Berlin und Wien und promovierte in Gießen zum Dr. med. In Braunschweig erwarb er sich bald eine ansehnliche Praxis. Er war einer der ersten, die 1859 den Aufruf Frickes zur Gründung eines Vereins deutscher Zahnärzte unterzeichnete.

Schlenker hielt Vortrag über die Vorzüglichkeit des zur Neddenschen Kristallgoldes. Dann kam Petermann zu Worte mit einem Vortrage „Über die Kurpfuscherei auf zahnärztlichem Gebiete und Mittel und Wege zu deren Bekämpfung". Er beschuldigte den Vorstand, er sei in der Bekämpfung der Kurpfuscherei zu lässig, und geißelte besonders die Lässigkeit des neuen Redakteurs den Standesfragen gegenüber. Parreidt entkräftete die Vorwürfe, indem er hervorhob, daß er gediegene Originalartikel, die geeignet sind, das Standesinteresse zu fördern, stets aufnehme; es seien ihm derartige Artikel aber nicht zugegangen. Petermanns Angriff auf ihn sei nur die Folge davon, daß er abgelehnt habe, einen Artikel Petermanns abzudrucken, der schon in einer Tageszeitung gestanden hatte. Es sei aber einer anständigen Zeitschrift unwürdig, überhaupt nachzudrucken. Auf die Vorwürfe gegen den Vorstand erwiderte Sauer, daß in der Richtung der Standesinteressen vom Vorstande viel mehr getan werde, als die einzelnen Mitglieder erfahren könnten. Klenke schloß sich Petermann an und hielt die Zeitschrift für monoton, er wünschte, daß nach wie vor die Programme der Lokal- und Provinzialvereine Aufnahme finden möchten. (Parreidt hatte sie abgelehnt, weil bei der zunehmenden Zahl der Vereine der wissenschaftliche Inhalt der Monatsschrift durch die Programme, die doch eigentlich Inserate seien, zu

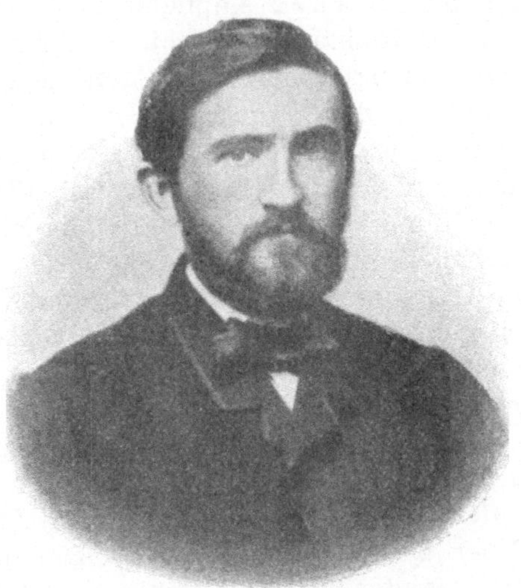

Niemeyer.
geb. 1833, gest. 1885.

sehr gekürzt würde.) Schließlich wurde ein Antrag Blumms angenommen, daß die Monatsschrift je nach Bedürfnis auf Kosten des Vereins erweitert werden möchte. Redaktion und Verlag trafen daher die Einrichtung, daß die dem Verein zugesicherte Bogenzahl (28 bis 30) ausschließlich mit wissenschaftlichem Inhalt gefüllt wurden, die Standesangelegenheiten aber ihren Platz und ausgedehnte Pflege finden konnten in einem Beiblatt, zu dem der Verein einen je nach der Seitenzahl bemessenen Beitrag (pro Seite 3 M.) beisteuerte. Diese Einrichtung blieb 10 Jahre bestehen, bis der Vereinsbund gegründet und so weit organisiert war, daß er ein eigenes Organ herausgeben konnte, worin nun die Standesangelegenheiten vertreten wurden, die nach den Statuten und nach der Tradition Sache des Central-Vereins gewesen waren.

Sauer demonstrierte in der Versammlung eine „Vereinfachung des Abdruckes zu Obturatoren“. Da eine große Masse weiche Guttapercha durch die reagierenden Weichteile des Rachens leicht im ganzen verschoben wird, nimmt man gewöhnlich einen Kern aus harter Guttapercha und fügt weiche nach und nach an. Sauer empfiehlt nun, einen Draht der Länge nach in der Richtung nach hinten zu führen bis nahe an den unteren Pharynxschnürer. An den Längsdraht wird ein Querdraht gebunden, der nirgends Weichteile berühren darf. Dieses Drahtgestell wird mit Guttapercha umgeben. „Einen solchen Abdruck und den danach hergestellten Obturator kann man leicht viel dünner machen, als es häufig geschieht.“

Sauer berichtete ferner „Über Oberkiefer- und Wangendehnung nach Wegnahme des Zwischenkiefers“. Diese Wegnahme war wegen Lupus erfolgt. Die Alveolarfortsätze der Oberkiefer standen so dicht aneinander, daß in der Mitte nur ein Spalt von 4 mm Breite zwischen den Prämolaren blieb. Die Dehnung ist durch eine Coffinsche Platte gelungen.

Schneider sprach „Über Anästhetika und Lokalanästhetika, insbesondere über das Kokain in der Zahnheilkunde“, Schreiter „Über die Herbstsche Rotationsmethode“.

Diskussionen fanden noch statt über den Schiltskyschen Emaillierofen, über Zinkphosphate, über Sublimat, über zahnärztliche Honorare und über die Witwenkasse.

Schmidt (Hannover) wurde zum Ehrenmitgliede ernannt, Baume, Herbst und Schlenker erhielten die goldene Medaille.

Die Vorstandswahl ergab Sauer, Koch und Blumm als Vorsitzende, Haun als Kassierer, Schneider als Schriftführer.

In der Versammlung 1880 war beschlossen worden, Berlin aller zwei Jahre als Versammlungsort zu wählen. Demgemäß fand die Versammlung 1882 und 1884 in Berlin statt, und Berlin wäre 1886 wieder an der Reihe gewesen. Da aber außer dem Vorsitzenden Sauer kein einziger Berliner Zahnarzt zur Versammlung in Nürnberg erschienen war, erregte dies die Unzufriedenheit der Versammlung, und man bestimmte Dresden als nächsten Versammlungsort.

Walkhoff veröffentlichte in der Monatsschrift einen „Beitrag zur Lehre von den Konturlinien und zur Physiologie des Zahnbeins“, dann eine Abhandlung über „die Defekte der harten Zahnsubstanzen ohne Erweichung“, die wir jetzt nach Miller als Zahnschwund bezeichnen. Nach Walkhoff entstehen die Defekte durch chemische und besonders mechanische Einflüsse, womit er ohne Zweifel recht hat.

Das Stickstoffoxydul wurde um diese Zeit oft mit 20% Sauerstoff angewendet. Das Gemisch erfordert etwas längere Zeit, bis die Narkose eintritt, als reines Stickstoffoxydul, aber es wird weniger Cyanose dabei beobachtet. Schreiter berichtete darüber in der Monatsschrift.

Hesse teilte Beobachtungen über die „Zahnkaries bei Bäckern“ mit, die sich hauptsächlich an den Zahnhälsen rasch in der Fläche ausdehnt. — Parreidt veröffentlichte Versuche mit sofortigem Zahnersatz. Das Gebiß wird angefertigt, ehe die zu entfernenden Wurzeln ausgezogen sind. Im Gipsmodell werden an Stelle der Wurzeln Löcher gebohrt, in die die künstlichen Zähne hineinpassen. — Schwartzkopff veröffentlichte einen Beitrag „Zur Therapie der Zahn- und Zahnfleischleiden“, worin er besonders die Massage des Zahnfleisches empfahl.

Im Jahre 1885 erschien Arkövys „Diagnostik der Zahnkrankheiten“, ein Buch, das wegen seiner Gründlichkeit zu den besten Werken der zahnärztlichen Literatur gezählt wird. 1886 erschien Witzels „Kompendium der Pathologie und Therapie der Pulpakrankheiten“; in der Therapie spielt das Sublimat eine große Rolle, während das Jodoform beiseite gelassen ist. Ferner erschien Parreidts „Kompendium der Zahnheilkunde“ und Millers „Wörterbuch der Bakterienkunde“.

Die Versammlungen Deutscher Naturforscher und Ärzte hatten früher keine Abteilung für Zahnheilkunde. Nachdem diese Spezialität nun staatlicherseits Anerkennung gefunden hatte durch die Errichtung von Universitätsinstituten für Zahnheilkunde, hat auch die Naturforscherversammlung auf Veranlassung der Vorstandsmitglieder Virchow und Hoffmann beschlossen, bei der im Jahre 1886 in Berlin stattfindenden Versammlung eine Abteilung für Zahnheilkunde zum ersten Male einzurichten. Prof. Busch wurde zum einführenden Vorsitzenden dieser Abteilung ernannt. Die Mitglieder des Central-Vereins als der größten zahnärztlichen Vereinigung Deutschlands wurden dazu eingeladen.

25. Versammlung, 2. bis 4. August 1886 in Dresden.
28. Vereinsjahr 1886/87.

Nachdem der Enthusiasmus für Jodoform sich etwas verflüchtigt hatte, wendete man sich bei Pulpa- und Wurzelbehandlungen dem Sublimat zu, das von Miller, Witzel und anderen empfohlen wurde. In der Versammlung des Central-Vereins besprach Schneider das Sublimat. Walkhoff empfahl Chlorphenol.

Für die Prothesentechnik empfahl Sauer die Aluminiumbronze als willkommenen Ersatz des Goldes in Fällen, wo Metall nötig, Gold aber zu teuer wäre.

Schlenker sprach über „Befestigung von Obturatoren an den Frontzähnen“, ferner „Über den Mangel der Gaumenbögen und künstlichen Ersatz derselben“, endlich demonstrierte er das Füllen der Zähne mit zur Neddens Kristallgold.

Parreidt suchte durch den Vortrag: „Die Stellung der Zahnheilkunde unter den medizinischen Spezialitäten und das Studium der Zahnheilkunde,“ zu zeigen, daß erhöhte Vorbildung und besonders gründlichere Fachausbildung nötig sei. Zunächst hielt er dreijähriges Universitätsstudium statt des damals noch zweijährigen für nötiger als den Maturus. Später möchte auch dieser und vierjähriges Studium gefordert werden. In der Tat wurde auch drei Jahre nachher das Universitätsstudium auf drei Jahre verlängert und der Maturus nebst 7 semestrigem Studium wird in der jetzt bevorstehenden neuen Prüfungsordnung gefordert werden.

Die bei der vorigen Versammlung heftig verlangte energischere Vertretung der Standesinteressen hatte eine Versammlung von Vertretern der Lokal- und Provinzialvereine unter Vorsitz des Central-Vereins in Leipzig zur Folge gehabt. Die Einladung dazu war vom Verein für Niedersachsen ausgegangen. Die Aufgabe der Versammlung war gewesen, zu beraten, wie den Übergriffen im Gebiete der Zahnheilkunde zu begegnen sei. Es wurde beschlossen, eine Petition an sämtliche deutsche

Kultus- und Justizministerien zu schicken. Zwei Mitglieder hatten außerdem Audienz bei den Ministerien in Berlin nachgesucht und erhalten.

Vorstandswahl: Sauer, Koch, Geißler Vorsitzende; Haun Kassierer, Schneider Schriftführer. — Klare, der frühere langjährige Vorsitzende, erhielt die goldene Medaille.

Dr. med. G. Klare, Zahnarzt in Leipzig, war einer der einflußreichsten Männer im Central-Verein von 1871 bis 1885. Er war zuerst Militärarzt gewesen, widmete sich dann aber der Zahnheilkunde und trat in die Praxis seines Schwiegervaters E. Hering ein, praktizierte viele Jahre mit seinem Schwager Franz Hering

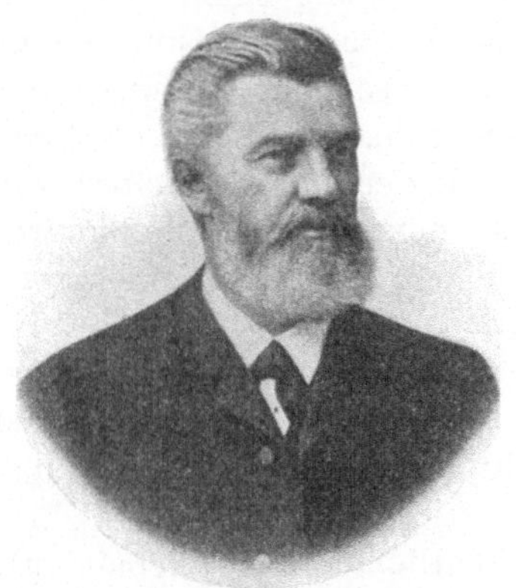

G. Klare.

zusammen, dann noch einige Jahre allein und gab 1900 die Praxis ganz auf, um procul negotiis die Jahre des Alters zu genießen. Am 1. März 1909 konnte er sein 50jähriges Doktorjubiläum feiern; die medizinische Fakultät der Universität Leipzig übermittelte ihm aus diesem Anlaß ein Jubeldiplom mit einem die Tätigkeit des Jubilars anerkennenden Glückwunschschreiben. Klare war 1871—1876 erster Vorsitzender des C.-V. Dann löste ihn drei Jahre Hartung ab. Nach dessen Tode mußte er sein früheres Amt wieder übernehmen. Er wurde von Niemeyer als zweitem Vorsitzenden freundschaftlich unterstützt. Nach dessen Tode, 1884, trat Klare aus dem Vorstande endgültig zurück und machte Sauer Platz. Der Verein ehrte sein Verdienst durch Verleihung der goldenen Medaille, 1886, und Ernennung zum Ehrenmitgliede, 1900.

In der Mitgliedersitzung 1886 in Dresden gab Parreidt einen Redaktionsbericht, worin er ausführte, daß der Jahrgang 1885 im Umfange bedeutend größer wäre als die früheren

Jahrgänge, und daß er beabsichtige, diesen Umfang beizubehalten. Er bittet die Mitglieder, ihn wie bisher auch künftig durch Beiträge zu unterstützen. Daraus, daß die Monatsschrift Organ des Central-Vereins sei, folge jedoch nicht, daß alle Artikel, die von Mitgliedern eingehen, auch ohne weiteres Aufnahme finden müßten. Bereits Erledigtes, unvollkommen Ausgearbeitetes, schlecht Stilisiertes oder Stoff, der etwa nur den Wert eines Inserates hätte, müsse er ausschließen. Dies sei auch von den Lokal-Vereinen zu beachten, die oft Überflüssiges in ihre Berichte bringen. Wer sich zur Besprechung eines Buches zur Verfügung stellt, sollte weder durch Freundschaft noch durch feindselige Gesinnung gegen den Verfasser sich bewogen fühlen, sondern er müsse als Sachverständiger völlig unbefangen sein. Endlich hob Parreidt hervor, daß alle Arbeiten, die in der Monatsschrift erscheinen, noch nicht anderswo gedruckt sein und nicht nachgedruckt werden dürfen, auch nicht nach einem zweiten Manuskript.

Über Brückenarbeiten ist bis 1886 in Deutschland nicht viel bekannt geworden. Im Novemberhefte der Monatsschrift gab Schwartzkopff einen Beitrag darüber, der sich hauptsächlich auf Mitteilungen aus amerikanischen Zeitschriften stützt.

Busch veröffentlichte eine Arbeit über Überzahl und Unterzahl von Zähnen, wobei auch das Verhalten der Zähne bei Gaumenspalten und die sogenannte dritte Zahnung mit besprochen wird. Miller schrieb über den Einfluß der Nahrung auf die Zähne. Seine Versuche haben ergeben, daß durch Kalkhunger oder kalkreiche Nahrung der Prozentsatz des Kalkgehaltes in den Zähnen bei Hunden sich nur wenig verändert, etwa 1 % in $\frac{1}{4}$ Jahr.

Sachs zeigt die richtige Behandlung und das Füllen bei Karies an den approximalen Flächen der Bikuspidaten und Molaren (Konturfüllungen). Walkhoff beschrieb die Technik der Pulpaüberkappung. Reddard gab Mitteilung über Aktinomykose. Parreidt berichtete über Zahn- und Kieferzysten und betonte (wie er es schon 1882 in seinen „Zahnärztlichen Mitteilungen" getan), er begnüge sich bei der Behandlung damit, daß er nach Eröffnung der Zyste nur für Rein- und Offenhalten der Höhle sorgt. Partsch teilte in der Deutschen Zeitschrift für Chirurgie „Einige neue Fälle von Aktinomykose" mit, worüber die Monatsschrift einen Auszug enthält. Walkhoff gab eine kritische Studie der bestehenden Theorien über „die normale Entwicklung und Physiologie des Zahnbeins in den verschiedenen Altersperioden des Menschen".

Weil veröffentlichte in der Monatsschrift seine Habilitationsschrift „Zur Histologie der Zahnpulpa". Er hatte zu seinen Untersuchungen die v. Kochsche Versteinerungsmethode (an Mollusken geübt) auf die Zähne mit entsprechenden Modifikationen angewendet. Dabei wurden die Zähne mit ihren Weichteilen geschliffen, als ob alles eine Masse von gleicher Konsistenz und Härte wäre. Er fand bei seinen Untersuchungen u. a. eine Schicht, die bis dahin noch von keinem Histologen erwähnt worden war. Sie liegt zwischen der Odontoblastenschicht und dem eigentlichen Pulpagewebe und enthält keine zelligen Elemente oder Kerne, sondern erscheint als Geflecht äußerst feiner Fibrillen, die aus den in Fortsätzen auslaufenden Basalenden der Odontoblasten entspringen. Weil bezeichnete diese Schicht als Basalschicht der Membrana eboris, während man sie allgemein seitdem als Weilsche Schicht anerkennt.

Ludwig Adolf Weil, Dr. med., Privatdozent, Hofzahnarzt, war 1849 geboren, besuchte in München das Gymnasium und die Universität, promovierte 1873, wurde Assistenzarzt am Krankenhause in München, studierte 1875/76 in Philadelphia Zahnheilkunde und kehrte nach München zurück, wo er bald eine ansehnliche Praxis hatte. 1888 habilitierte er sich an der Universität als Dozent f. Zahnh. und machte dann noch, um der Form zu genügen, das zahnärztliche Staatsexamen. In den Versammlungen des Central-Vereins war Weil nicht oft, aber er war ein fleißiger Mitarbeiter an der Zeitschrift des Central-Vereins. Er starb am 13. April 1895 im 46. Lebensjahre.

Bei Eröffnung der Naturforscherversammlung in Berlin 1886 teilte Virchow u. a. mit, daß neue Abteilungen teils aufgerufen, teils zugelassen worden seien. Nichts werde aber entgegenstehen, wieder andere Dispositionen zu treffen, wenn etwa nur wenige Vertreter einzelner Zweige da sein oder es an wissenschaftlichem Materiale fehlen sollte. Die Sektionen haben nur empirisches, nicht statutarisches Recht. — Zu den neuen aufgerufenen Abteilungen gehörte auch die zahnärztliche, die von 60 Teilnehmern besucht war.

Die Zahl der im Prüfungsjahre 1885/86 approbierten Zahnärzte betrug 50 (gegen 27 und 22 in den beiden letzten Jahren). So machte sich bereits der zum Studium der Zahnheilkunde aufmunternde Einfluß geltend, den die seit 1884 errichteten zahnärztlichen Universitätsinstitute ausübten.

26. Versammlung, 1. bis 3. August 1887 in Berlin.
29. Vereinsjahr 1887/88.

Hillischer berichtete über Stickstoffoxydul - Sauerstoff-Narkosen, Scheff hielt Vortrag „Zur Differentialdiagnose der Zahnfleisch-Wangenfistel unterhalb des inneren Augenwinkels und der Tränensackfistel", Warnekros über „Das Füllen der Zähne mit intakter Pulpa", wobei er besonders zur Pflege der Milchzähne ermahnt. Durch richtiges Füllen der Milchzähne werde das Hohlwerden der bleibenden verringert. Bezüglich der Vorbereitung zum Füllen wird betont, daß die Höhle möglichst flach, die Öffnung weit sein soll, damit guter Überblick möglich sei; die flache Kastenform sei am besten. Schneider sprach „Über die Zweckmäßigkeit der elektrischen und Wassermotoren", wobei er verschiedene Apparate demonstrierte. Haun empfahl sein Verfahren, mit Schellack gemischte Guttapercha für Gebißplatten zum Einprobieren und Zurechtstellen der Zähne im Munde zu benutzen. Gut in der Guttapercha befestigte Zähne können sogar dem Patienten auf einige Tage zum Probegebrauch mitgegeben werden, ehe man die Zähne in Kautschuk faßt. Sauer demonstrierte einen Stützapparat für den weichen Gaumen, ferner den Sauerschen Verband zum Zurückdrängen der Vorderzähne in seiner Modifikation zum Vordrängen.

Eine Beratung über Brückenarbeiten bewies, daß man diese Präzisionsarbeiten noch nicht recht erfaßt hatte.

Ad. Witzel erhielt die goldene Medaille. Kneisel sen. erklärte Alters wegen seinen Austritt und wurde zum Ehrenmitgliede ernannt.

Ein Übelstand, daß bei den Demonstrationen nur wenige Mitglieder etwas sehen können, macht sich jedes Jahr geltend. 1887 wurde von Walkhoff beantragt, daß in Zukunft die Zuschauer sich in einem Kreise aufzustellen haben, und es möchten immer gleichzeitig mehrere Demonstrationen stattfinden. Es wurde beschlossen, das alles dem Vorstande zu überlassen wie bisher.

Im Jahre 1887 wurde das Bromäthyl als Narkotikum beim Zahnausziehen durch J. Scheps empfohlen; aber erst durch die erfolgreiche Demonstration Schneiders bei der Versammlung des Central-Vereins in München 1888 wurde es schnell allgemein bekannt.

Baume schrieb im Märzheft der Monatsschrift 1888 über „Ein neues Prinzip der antiseptischen Behandlung devitalisierter Pulpen durch Imprägnierung von Salzen“. Da es oft nicht gelingt, die Wurzelkanäle völlig von den Pulparesten zu befreien, und es auch mit den antiseptischen Mitteln nicht gelingt, den Inhalt bis zur Wurzelspitze aseptisch zu machen, so empfiehlt er Borax, der bis ins Wurzelende dringt und den Wurzelinhalt einpökelt. Nach Millers Untersuchungen reicht jedoch zur Desinfizierung eines mit putriden Pulpenresten behafteten Wurzelkanales die antiseptische Kraft des Borax nicht aus.

Hesse veröffentlichte seine Antrittsvorlesung in der Monatsschrift. Sie handelte über „Die moderne Zahnheilkunde und der zahnärztliche Unterricht“. Nach Hesses Einteilung unterscheidet man Operative Zahnheilkunde und Zahnersatzkunde. Der Schwerpunkt der zahnärztlichen Tätigkeit liegt auf der Ausübung der operativen Geschicklichkeit. Hesse hält die Einrichtung, daß nur Ärzte Zahnärzte werden können, wie sie in Österreich besteht, für eine verhängnisvolle Schädigung unseres Berufes. Zur Entwicklung und Ausbildung unserer Hände sei die Zeit der Jugend so kostbar, daß vom rein praktischen Standpunkte aus zu befürworten sei, damit so früh wie möglich zu beginnen, also die volle Gymnasialreife nicht zu erstreben. Aber von der andern Seite sei eine breitere Grundlage humanistischer Bildung Bedürfnis. Unser Beruf erfordere ungewöhnlich viel Geduld, Ausdauer und Gewissenhaftigkeit. „Nur derjenige, der ihn mit ganzem Herzen ausübt, dem seine Arbeit zur Leidenschaft geworden ist, nur der wird bei jedem Falle etwas Neues finden, was ihn anzieht und befriedigt, nur der wird imstande sein, gegenüber der körperlichen und geistigen Ermattung, die unsere Arbeit hervorbringt, sich Mut und Spannkraft zu erhalten. Wer an unserer Arbeit kein Interesse hat als den materiellen Gewinn, der wird an der Monotonie seines Berufes zugrunde gehen. Und hierfür wünsche ich den Zahnärzten die beiden fehlenden Gymnasialjahre: zur Vermehrung ihrer allgemeinen Bildung, zur Reifung ihrer Willenskraft und Entsagungsfähigkeit, als eine Quelle, aus der sie Opferfreudigkeit und Gewissenhaftigkeit, Erholung und Anregung schöpfen können."

27. Versammlung, 6. bis 8. August 1888 in München. 30. Vereinsjahr 1888/89.

Bei Eröffnung der Versammlung forderte der Vorsitzende Sauer die Teilnehmer auf, sich von ihren Plätzen zu erheben, und er gedachte dann mit tiefempfundenen Worten des schweren Verlustes, der Deutschland getroffen hatte durch den Tod der beiden Kaiser Wilhelm I. und Friedrich III.

Im Laufe des verflossenen Vereinsjahres konnte der Central-Verein den Frankfurter Verein zum Feste seines 25jährigen Bestehens beglückwünschen. Koch überreichte ein Dankschreiben des Zahnärztlichen Vereins zu Frankfurt und die Ernennung einiger Mitglieder des Central-Vereins zu Ehrenmitgliedern.

Sternfeld hat im letzten Jahre eine Monographie über „Bißarten und Bißanomalien" herausgegeben und zeigt im Central-Verein die darauf bezüglichen Modelle und Präparate. Sauer sprach über Ursache und Behandlung des offenen Bisses. Über Regulierungen sind in den letzten Jahren mehrere Arbeiten in der Monatsschrift erschienen, z. B. von Sauer, Sachs, Siegfried, Blumm, Bock.

Koch (Gießen) teilte einen Fall mit von Zerstörung des 2. Mahlzahnes bis zur Pulpa durch den andrängenden Weisheitszahn. (Hollaender veröffentlichte darauf in der Monatsschrift 1889 einen zweiten derartigen Fall). Kollmar berichtet über die Resultate der nach Skogsborgscher Methode (mit Jodoform) behandelten Zähne, Montigel über zwei Fälle seltener Dentitionsanomalie, die er als dritte Zahnung bezeichnet. Koch macht ferner Mitteilung über die Herbstschen Zinngebisse. Paul Schwarze spricht „Über Konturfüllungen und die Höhlenpräparation zu denselben“ (dichte Berührung der Füllung an der Kaufläche, weite Trennung am Zahnfleische; vorherige Separation durch aufquellende Guttapercha).

Grunert empfahl eindringlich den Schilskyschen Obturator, den er in 100 Fällen, immer mit Erfolg, angewendet hat. Da der Apparat hohl ist, ist er sehr leicht und daher den Patienten angenehmer als der Süersensche.

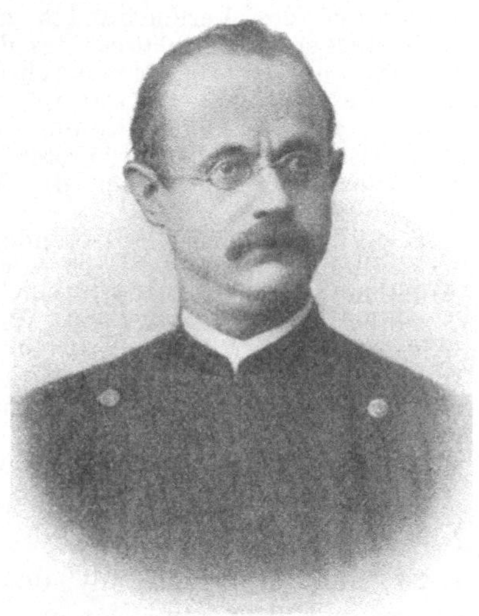

Fr. Schneider.
geb. 1844. gest. 1899.

Von größtem Erfolge begleitet war der Demonstrationsvortrag Schneiders über Bromäthyl. Von diesem Tage an hat sich der Gebrauch des Bromäthers beim Zahnausziehen in Deutschland rasch verbreitet und das Stickoxydul fast verdrängt.

Friedrich Schneider, Dr. phil., Hofzahnarzt in Erlangen, war 1844 geboren, mußte in der Jugend hart um seine Ausbildung und seine Existenz überhaupt kämpfen, erreichte aber doch, daß er vier Semester in Würzburg, dann in Leipzig Medizin studieren konnte, um sich dem damals in Thüringen noch geltenden Chirurgenexamen zu unterziehen, wurde dann auf die Zahnheilkunde aufmerksam, erlernte die Technik und bestand 1869 das zahnärztliche Staatsexamen, worauf er sich in Sondershausen niederließ. 1872 wurde er zum

Fürstlichen Hofzahnarzt ernannt, 1879 siedelte er nach Plauen i. V. über, wo er eine sehr ausgedehnte Praxis hatte. Das Bedürfnis nach zahnärztlichen Lehranstalten und damit nach zahnärztlichen Lehrern ließ den Wunsch in Schneider rege werden, sich zum akademischen Lehrer aufzuschwingen. Deshalb ging er 1886 nach Erlangen, wo er aus eigenen Mitteln ein zahnärztliches Institut errichtete, zum ordentlichen Lehrer der Zahnheilkunde ernannt wurde und zum Dr. phil. promovierte. Sein Lehramt übte er mit außerordentlichem Eifer aus. Dem Central-Verein gehörte er 25 Jahre an; 1885 bis 1889 war er erster Schriftführer, 1892 bis 1896 dritter Vorsitzender des Central-Vereins und zugleich Vorsitzender des Vereinsbundes, zwei Jahre auch Redakteur des „Zahnärztlichen Vereinsblattes" des damaligen Organs des Vereinsbundes. Für die Deutsche Monatsschrift für Zahnheilkunde schrieb er mehrere Beiträge. Er war oft einer der ersten, die es aufgriffen, wenn in der Zahnheilkunde etwas Neues auftauchte. So berichtete er z. B. als einer der ersten über das Kokain, über das Jodoform, über Bromäther, über die Verwendung der elektrischen Bohrmaschine.

Oft litt Schneider an plötzlich auftretenden Kolikanfällen, periodischen Augenentzündungen und heftigen Neuralgien. Zuletzt machte sich eine auffallende Unruhe, Unstetigkeit, Reizbarkeit und Empfindlichkeit in seinem Wesen bemerkbar. Wahrscheinlich hat sich neben dem physischen Leiden auch ein psychisches entwickelt. Am 11. August 1899 machte Schneider seinem Leben ein Ende. Ein vorgefundener Brief enthielt die Bitte um ein kirchliches Begräbnis.

In der Mitgliedersitzung des Central-Vereins 1888 in München wurden wieder einige Paragraphen der Statuten geändert. Darnach werden von da an statt des einen Sekretärs 2 Schriftführer gewählt, die nicht nur den Bericht über die Mitgliedersitzungen, sondern auch den über die wissenschaftlichen Verhandlungen zu verfassen haben Ebenso bekommt der Kassierer einen Stellvertreter. Der neue Vorstand besteht aus Sauer, Koch, Geißler als Vorsitzenden, Schneider und Schmidt als Schriftführern, Haun und Henrich als Kassierern. Parreidt erhielt die goldene Medaille.

Da seit 1886 bei der Naturforscherversammlung eine zahnärztliche Abteilung besteht, für die zahlreiche Teilnehmer erwünscht sind, so beantragte Klare, die Versammlung des Central-Vereins nicht so kurze Zeit vor der Tagung der Naturforscherversammlung abzuhalten, sondern bereits im Frühjahr. Demgemäß wurde beschlossen: 1. Die Versammlung ist auf die Frühjahrszeit zu verlegen; 2. Diese Verlegung ist eine definitive; 3. Die Versammlung findet vom Jahre 1889 an alljährlich zu Ostern statt, und zwar Begrüßung am Abend des zweiten Ostertages, die drei folgenden Tage Versammlung.

Eine eingehende Beratung fand noch statt über die zu fordernde Verlängerung des zahnärztlichen Studiums, die im folgenden Jahre von den Regierungen auch beschlossen wurde.

Gelegentlich der Münchener Versammlung wurde die Gründung der seit drei Jahren in Aussicht genommenen Witwenkasse vollzogen, deren Vorstand aus den Herren Geißler, Schneider und Schreiter bestand.

In der Monatsschrift 1889 machte uns Schwarze genauer bekannt mit der Bonwillschen Artikulationsmethode. Den unausgesetzten Bemühungen Schwarzes ist es gelungen, der Bonwillschen Methode in Deutschland allgemein Anerkennung zu verschaffen. Sternfeld berichtete „Über die praktische Bedeutung der Elektrizität für die Zahnheilkunde“, Siegfried „Über die Verwendung von Spiralfedern aus Stahldraht zu Regulierungszwecken“.

28. Versammlung, 23. bis 25. April 1889 in Hamburg. 31. Vereinsjahr 1889/90.

An demselben Tage, wo die Versammlung des Central-Vereins in Hamburg eröffnet wurde, fand in Berlin die Konstituierung einer „Deutschen Odontologischen Gesellschaft“ statt. Die Einladungen dazu waren von den Lehrern des Zahnärztlichen Institutes der Universität Berlin ausgegangen. Allem Anschein nach hatte sich die Odontologische Gesellschaft die Odontological Society of Great Britain zum Muster genommen, die seit 1856 besteht; wie diese sich allmonatlich in London versammelt, so versammelte sich die Deutsche Odontologische Gesellschaft in Berlin. Die Berichte über die Verhandlungen weisen wertvolle Beiträge auf. Trotzdem und obgleich die Gesellschaft schnell über 100 Mitglieder hatte, löste sie sich doch bereits nach 7 jährigem Bestehen auf.

In der Hamburger Versammlung stellte Sachs an den 32 Zähnen eines skelettierten Schädels und auf einer Tafel übersichtlich alle Arten der Technik in der konservierenden Zahnheilkunde dar und fesselte damit die Aufmerksamkeit aller Teilnehmer. Brandt zeigte seine Gaumen- und Rachenobturatoren aus Hausenblase oder dünnem Gummi. Diese Obturatoren werden nicht nach einem Abdruck von den Weichteilen des Rachens gestaltet; die dünne, mit Luft nicht prall gefüllte Blase soll aber dennoch genauen Abschluß ermöglichen dadurch, daß sie den Bewegungen der Weichteile beim Sprechen und Schlucken in zweckentsprechender Weise nachgibt. Sodann zeigte Brandt die Anwendung des Paquelinschen Thermokauters in der zahnärztlichen Praxis.

In der Monatsschrift und auf Versammlungen wurde um diese Zeit, besonders von Flörke, Schneider, Sternfeld und anderen, die Aufmerksamkeit der Zahnärzte auf elektrische Apparate gelenkt, die in der Praxis zu gebrauchen sind. In Hamburg hielt Flörke einen Vortrag daüber, dem eine eingehende Diskusssion folgte.

Eine Programmfrage lautete: Welche Erfolge haben Versuche mit Viktoriametall ergeben? Andreae lobte die Legierung; sie halte sich gut und verursache keinen Metallgeschmack. Walkhoff zeigte dagegen eine $1^1/_2$ Jahr gebrauchte Platte, die aus drei Stücken zusammengelötet war: aus 14 karätigem Golde, Aluminiumbronze und Viktoriametall; das Viktoriametall hatte an Dicke abgenommen und zeigte einen grünen Belag, der beim Essen beständig abgerieben wird.

In der Mitgliedersitzung baten Sauer, Koch und Schneider, von ihrer Wiederwahl abzusehen. Es wurden gewählt: Fricke, Geißler und Schreiter als Vorsitzende, Schmidt und Schwartzkopff als Schriftführer, Haun und Henrich als Kassierer.

Zu Ehrenmitgliedern wurden ernannt die Geheimen Medizinalräte Bardeleben, v. Bergmann, Virchow und Waldeyer sowie Zahnarzt Dr. Hartung.

Bald nachdem man in Hamburg noch lange beraten hatte, ob der Maturus und verlängertes Universitätsstudium von den künftigen Zahnärzten gefordert werden sollte, und eine Kommission zur Vorbereitung einer Petition gewählt hatte, beschloß der Bundesrat des Deutschen Reiches eine neue Prüfungsordnung, die bereits den 1. Oktober 1889 in Kraft trat. Danach müssen die Kandidaten 1 Jahr praktische Übungen und 2 Jahre Universitätsstudium nachweisen; die praktischen Übungen können bei einem praktischen Zahnarzt oder an einem zahnärztlichen Universitätsinstitut absolviert werden, so daß dadurch 3 Jahre Fachstudium herauskommen.

In der Monatsschrift beschrieb Sauer seinen „Notverband bei Kieferbrüchen aus Eisendraht“. Wenn noch genug Zähne im Kiefer sind, kann man einen starken Eisendraht der richtigen Krümmung des Kiefers entsprechend biegen und ihn mit Bindedraht an mehreren Zähnen befestigen. Die Befestigung soll zuerst an den Zähnen der Seite des Kiefers sein, die sich zum Oberkiefer in der richtigen Bißstellung befindet; der dislozierte Teil wird dann allmählich durch stärkeres Zusammenwinden des Bindedrahtes herangezogen.

Über künstlichen Ersatz eines Lippen- und Kinndefektes gab Siegfried eine beachtenswerte Mitteilung, wobei er auch die Kautschuklösung als Bindemittel für Farben angab, die man zum Bemalen des Kautschuks bei Gesichts- und Nasenprothesen anwendet.

Am 17. September 1889 wurde in Heidelberg ein Delegiertentag der deutschen medizinischen Fakultäten und Gesellschaften abgehalten zur Organisation des X. Internationalen Medizinischen Kongresses, der im August 1890 in Berlin stattfand. An dem Delegiertentage nahm auch Dr. Fricke als Vorsitzender des Central-Vereins teil. Es wurde beschlossen, eine zahnärztliche Sektion zuzulassen. Der Organisationsvorstand dieser bestand aus den Herren Busch, Calais, Hesse, Fricke, Hollaender, Miller, Partsch, Sauer, Weil.

Im Jahre 1889 erschien Millers bedeutsames Werk „Die Organismen der Mundhöhle“, worin erörtert wird das Wesen der Mundpilze, die Gärungsvorgänge und krankhaften Prozesse, die sie verursachen, sowie ihre Beziehungen zu Krankheiten entfernter Körperteile und zu allgemeinen Erkrankungen.

Von anderen Werken seien erwähnt die 2. Auflage des Altlas von Heider und Wedl und Hollaender-Schneidemühls Handbuch der Zahnärztlichen Arzneimittellehre.

29. Versammlung, 8. bis 10. April 1890 in Berlin. 32. Vereinsjahr 1890/91.

Walkhoff besprach die Veränderungen der Gewebe, insbesondere des Knochengewebes beim Richten der Zähne. Er führte aus, daß die gröberen histologischen Elemente des Knochengewebes über ihre Elastizitätsgrenze hinaus verschoben werden. Werden die verschobenen Zähne in der neuen Stellung festgehalten, so ordnen sich die verschobenen Elemente zu einem stabilen Gleichgewichtszustande.

Sachs sprach über Glasfüllungen. Er erwähnte das Verfahren von Land, mit Platinfolie Abdruck zu nehmen und in diesen Abdruck von der Zahnhöhle Email einzuschmelzen. Herbst benutzt Milchglaspulver statt Porzellan. Sachs nimmt Abdruck mit Goldfolie und fertigt vollständige Ecken- und Schneidekonturen aus Glas an.

Petsch berichtete über „Eine neue Art der Anwendung des Kokains für zahnärztliche Zwecke", womit die Einblasung des Arzneimittels in die Nase gemeïnt ist. Das auf die Nasenschleimhaut geblasene Kokain wird resorbiert und verursacht so einen gewissen Grad allgemeiner Kokainvergiftung, die einige Stunden anhält. Das Verfahren sei daher bei Trigeminusneuralgie, Zahnlückenschmerz, Dentitio difficilis usw. anzuwenden.

Über die Bonwillsche Artikulationsmethode hat P. Schwarze wiederholt in der Monatsschrift berichtet. In dieser Versammlung hielt Schreiter einen Vortrag über den Wert dieser Methode, und Starcke hat einige Abänderungen am Bonwillschen Artikulator angebracht.

Der neugewählte Vorstand besteht aus Fricke, Haun, Lustig als Vorsitzenden, Zimmermann und Henrich als Kassierern, Schmidt und Schwartzkopff als Schriftführern.

Aus der Monatsschrift sei mitgeteilt, daß Kleinmann erwähnt, er habe einen Obturator nach den Angaben von Grohnwald angefertigt, mit flachem Kloße und hochstehenden Rändern. Der 17jährige Patient, der vorher 7 Jahre einen Süersenschen Obturator getragen hatte, wäre damit zufrieden. Während der Süersensche Obturator mit hohlem Kloße 14 g wog, betrage das Gewicht des neuen Obturators nur 9 g.

Kühns macht Mitteilung über sofortigen Kieferersatz. Er verwendet Kautschuk in ähnlicher Weise, wie es Claude Martin gelehrt hat. Hartmann schreibt über Sozojodol, das ein Ersatz für Jodoform sein soll. Doch hat Miller gefunden, daß die Sozojodolsalze keine bessere Wirkung auf Bakterienentwicklung zeigten als Wasser.

Znamensky berichtet über „Implantation künstlicher Zähne“. Younger in San Francisco hatte die Implantation konservierter Menschenzähne geübt, wobei sich zeigte, daß ein großer Prozentsatz der Zähne nicht fest blieb, weil die Granulationen nicht verknöcherten, die die Wurzel z. T. resorbiert hatten, sondern weiter wucherten. Znamensky meinte nun: wenn man künstliche Zähne mit Wurzeln versähe aus schwarzer Guttapercha, die durch einen Metallstift im Innern verstärkt ist, und Kanäle in der Guttapercha anbrächte, das Knochenmark in diese hineinwachsen und dann verknöchern könnte, daß der Zahn festgehalten würde. Nach seinen Versuchen seien die Wurzeln angewachsen.

Hillischer benutzte dann statt der Guttapercha Wurzeln aus Platinblech und berichtete über Erfolge damit. Behrend verwendete 1891 20karätiges Goldblech statt des Platinbleches und erzielte feste Einheilung, und 1906 hat Weiser in Wien Platinwurzeln in Verbindung mit Brücken verwendet und Erfolg damit gehabt.

Morgenstern beschrieb „Kronen- und Brückenarbeiten mit neuen Befestigungsmethoden“, Scheller berichtete über „Reines Äthylchlorid als örtliches Anästhetikum und Antineuralgikum“, Struiken veröffentlichte „Untersuchungen über die Resorption der Milchzähne und die Odontoklasten“. In einem „Beitrage zur Therapie der Zähne mit gangränöser oder vereiterter Pulpa“ empfahl Kirchner, den elektrisch glühend gemachten Platindraht zu benutzen, um Pulpareste, die man aus engen Wurzelkanälen nicht herausbekommen kann, unschädlich zu machen.

Die Literatur wurde um folgende Werke bereichert: Baumes Lehrbuch, 3. Auflage; Scheffs vierbändiges Handbuch; Jessens Lehrbuch; Walkhoff, Die Unregelmäßigkeiten in der Zahnstellung und ihre Behandlung; Jul. Scheff, Die Replantation der Zähne. Durch dieses Werk ist völlige Klarheit geschaffen über die Art der Einheilung replantierter Zähne und über die Vorgänge dabei in der Pulpahöhle.

Zur Gründung des Vereinsbundes. Das Bestreben eines Teiles des Central-Vereins und besonders der Provinzial- und Lokalvereine, daß die Standesangelegenheiten mit größerem Eifer gepflegt würden, als es vom Central-Verein bis dahin geschehen war, führte zu dem Plane, einen besonderen Verband der Vereine herbeizuführen, dem die ausschließliche Aufgabe zufallen sollte, die Standesangelegenheiten zu vertreten und zu fördern. Demgemäß stand auf der Tagesordnung zur 29. Versammlung des Central-Vereins u. a. der Antrag Lustigs: Bildung eines Verbandes der Lokal- resp. Provinzialvereine mit dem Central-Verein. Der Antrag wurde angenommen. Schneider und Schreiter wurden zu Delegierten des Central-Vereins in die konstituierende Versammlung gewählt, die sofort in Berlin abgehalten wurde.

Im Jahre 1890 wurde in Breslau an der Universität ein Zahnärztliches Institut errichtet unter Leitung von Prof. Dr. Partsch; Dr. Sachs wurde Leiter der konservierenden Abteilung; Prof. Dr. Bruck, der eine Reihe von Jahren eine zahnärztliche Poliklinik geleitet hatte, übernahm die Abteilung für Prothese. — In Marburg wurde ein Zahnärztliches Institut unter Leitung von Jul. Witzel eröffnet.

Im Prüfungsjahr 1888/89 sind 104 Zahnärzte approbiert worden. Es ist das erstemal, daß die Zahl 100 überschritten worden ist. In den vorausgegangenen Jahren waren es rückwärts 88, 55, 50, 27, 22, 22 usw.

Vom 4. bis 10. August 1890 fand in Berlin der 10. Internationale Medizinische Kongreß statt, dessen 14. Abteilung, Zahnheilkunde, von 303 Zahnärzten, 121 deutschen und 182 ausländischen, besucht war. Von deutschen Zahnärzten hatten sich also nicht mehr beteiligt, als damals bei einer gut besuchten Versammlung des Central-Vereins erschienen (143, 115, 114, 99). Zur Leitung der Sektionssitzungen wurden für die Dauer des Kongresses gewählt: Busch, Miller und Calais als Vorsitzende, Parreidt und Schreiter als Schriftführer. 40 Vorträge und eine Anzahl Demonstrationen brachten viel Belehrendes.

30. Versammlung, 31. März bis 2. April 1891 in Breslau.
33. Vereinsjahr 1891/92.

Sauer hielt Vortrag über das Geraderichten von Nasen und Erweiterung der Nasenlöcher. Partsch sprach über Strahlenpilzerkrankungen, Sachs über die Vorbereitung kariöser Höhlen zum Füllen der Zähne, Riegner über Kronen- und Brückenarbeiten, Hesse über die ersten bleibenden Molaren, Lustig über das Aluminium, Bandmann über Suggestion, Hillischer über Implantation.

In den Vorstand wurden gewählt: Hesse, Haun, Lustig als Vorsitzende, Schmidt (Lübeck) und Walkhoff als Schriftführer, Zimmermann und Meder als Kassierer. — Der Central-Verein trat dem Vereinsbunde bei, dem die Pflege der Standesangelegenheiten obliegt, während der Central-Verein die wissenschaftliche Richtung zu verfolgen hat.

Das Verständnis für die Einheilung replantierter Zähne, das schon durch eine Monographie Scheffs festen Grund gefaßt hatte, wurde weiter gefördert durch einen Beitrag Weils in der Monatsschrift. — Unter den Mitarbeitern der Monatsschrift begegnen wir zum erstenmale Röse, der die Ergebnisse der Untersuchungen Weils hinsichtlich der sogenannten Weilschen Schicht nicht gelten lassen will. Ferner berichtet er „Über die Zahnentwicklung der Reptilien".

Prof. Wedl in Wien, dem die Zahnheilkunde wertvolle Werke und auch Beiträge im Vereinsorgan verdankt, starb 1891.

Hollaender berichtet über das Pental als Anästhetikum, dem er nach 200 Narkosen vor dem Bromäther den Vorzug gibt, das sich nach einer längeren Erfahrung aber doch als zu gefährlich erwiesen hat. — Sauer suchte durch Versuche zu ermitteln, mit wie viel Kraft der Mensch beißt; er fand 25 Kilo als Durchschnittsgewicht, daß der Unterkiefer zu heben vermag; in der Gegend der Mahlzähne ist die Kraft natürlich größer als an den Schneidezähnen.

Bücher erschienen in diesem Jahre: Kleinmann, Rezepttaschenbuch, 3. Aufl.; Sternfeld und Keller, Bücherkunde; v. Metnitz, Lehrbuch der Zahnheilkunde; Mühlreiter, Anatomie des menschlichen Gebisses, 2. Aufl.

31. Versammlung, 19. bis 21. April 1892 in Hannover.
34. Vereinsjahr 1892/93.

Der neue Vorsitzende, Prof. Hesse, erörterte bei der Eröffnung der Versammlung mancherlei Verhältnisse. Er begrüßte den gleichmäßigen Fortschritt, den unsere Wissenschaft macht.

Das Angebot wissenschaftlicher Arbeiten für die Monatsschrift sei in stetem Wachsen. Die Zahl der Approbationen habe zugenommen; aber wir seien noch weit davon entfernt, von einer Überfüllung sprechen zu dürfen; es sei unverkennbar, daß mit dem größeren Angebot an zahnärztlichen Kräften und mit der zunehmenden Sicherheit und Zuverlässigkeit unserer Leistungen sich die Nachfrage nach unserer Hilfe in immer weitere Kreise ausdehne. Die Mitgliederzahl unseres Vereins sollte beträchtlich höher sein, als sie ist. Aus dem allgemeinen Nutzen, der hier geschaffen wird, entspringt für jeden einzelnen die Pflicht, sich der Opfer nicht zu entziehen, die dafür gebracht werden müssen. Die festliche Bewirtung der ausländischen Kollegen bei dem 10. Internationalen Medizinischen Kongreß in Berlin war eine Ehrenpflicht der deutschen Zahnärzte, und sie ist in erwünschter Weise erfüllt worden durch den Central-Verein.

Die Berichte über die wissenschaftlichen Verhandlungen des Central-Vereins wurden früher z. T. von den Schriftführern nach ihrem Protokoll bearbeitet, z. T. wurden Stenogramme dazu verwendet. In dem letzten Jahrzehnt ließ man immer stenographieren. Doch enthielten die Stenogramme oft Unrichtigkeiten, so daß sie von den Rednern nicht nur korrigiert, sondern oft völlig umgearbeitet werden mußten, und daß sie dann immer nicht rechtzeitig zur Berichterstattung an den Schriftführer gelangten. Wenn aber ohnehin jeder Redner seine Rede fast oder ganz neuschreiben muß, so kann er das auch ohne Stenogramm tun. So wird in den Abteilungen der Naturforscherversammlung jeder Redner veranlaßt, seine Rede sofort niederzuschreiben und die Niederschrift dem Schriftführer zu übergeben. Ebenso wurde es 1890 in Berlin beim Internationalen Medizinischen Kongreß gehalten. Hesse schlug nun diese Einrichtung auch im Central-Verein vor und ordnete den Schriftführern sechs Hilfsschriftführer bei. Diese Einrichtung ist bis jetzt beibehalten worden. Nur einmal, 1902, in München, wurde wieder der Versuch mit Stenographen gemacht, jedoch mit ebenso unbefriedigendem Erfolge wie früher, die meisten Reden mußten wieder umgeschrieben werden. Es werden jedoch seit mehreren Jahren keine Hilfsschriftführer mehr kooptiert, und die beiden dem Vorstande angehörenden Schriftführer notieren sich nur die Reihenfolge der Redner, geben jedem Redner einen Zettel und nehmen ihn, nachdem er beschrieben ist, an sich. Schreibt nun einmal ein Redner seine Ausführungen nicht nieder, wie es vorkommt, so fehlt im Bericht jede Bemerkung darüber, was er gesprochen hat. Ein sinnentstellender Bericht ist deshalb noch nicht entstanden; aber es wäre doch erwünscht, daß die Schriftführer sich von jeder Rede den Inhalt durch Stichworte und kurze Sätze notierten, damit sie die Rede nachträglich selbst noch skizzieren könnten, falls der Redner etwa versäumt, sein Manuskript einzureichen. Sie könnten sich ja zwei Hilfsschriftführer dazu kooptieren.

Die Tagesordnung enthielt in den ersten Jahren des Vereins nur Programmfragen, höchstens noch einige Vorträge daneben. Später, seit 1876, als zur Einleitung in die Diskussion der Fragen besondere Referenten bestellt wurden, entstanden aus den Referaten eigentliche Vorträge. Dann stellte man die Vorträge den Fragen voran. Unter Hesses Vorsitz, seit 1892, blieben die Fragen ganz weg, nachdem der Vorsitzende in der Monatsschrift aufgefordert hatte, Vorträge anzumelden. In der 31. Versammlung in Hannover waren 12 Vorträge und 10 Demonstrationen auf der Tagesordnung, die eine außerordentlich fruchtbringende Versammlung zur Folge hatte.

Partsch hielt einen überaus lichtvollen Vortrag über Kieferzysten. Er bewies u. a., daß die Wurzelzyste heilbar ist, auch wenn der schuldige Zahn nicht ausgezogen wird. Riegner besprach künstliche Kronen und zeigte an Modellen ihre Herstellung und ihre Anwendungsweise. Walkhoff berichtete über die Anwendung der Elektrizität in der Zahnheilkunde, Herbst über Behandlung erkrankter Pulpen, Heitmüller über ganze Obergebisse aus Kautschuk mit Zahnfleischzähnen in Verbindung mit zwei aufeinandergelöteten Metallplatten, Kleinmann über die Vajnasche Trisektorzange und andere Erfindungen Vajnas, Partsch über Odontome. Ferner war Partsch auf Grund anderer Untersuchungsmethoden, als Weil benutzt hatte, in der Lage, das Vorhandensein der Weilschen Schicht in der Pulpa, das Röse bestritten hatte, zu bestätigen.

In der Mitgliedersitzung stimmte man einem Antrage Schreiters zu, der eine Abänderung des Vertrages mit dem Verleger der Vereinszeitschrift und die Benutzung des Beiblattes der Monatsschrift als Organ des Vereinsbundes bezweckte. Ebenso fand der Antrag des Vorstandes Annahme, der dahin lautete, daß dem Delegierten des Central-Vereins zum Vereinsbunde Sitz und Stimme im Vorstande des Central-Vereins zu verleihen sei, und zwar sollte dies dadurch geschehen, daß der 3. Vorsitzende des Central-Vereins allemal zugleich Delegierter des Vereins beim Vereinsbunde sein sollte. So war man bemüht, dem Central-Verein immer noch die führende Rolle auch in den

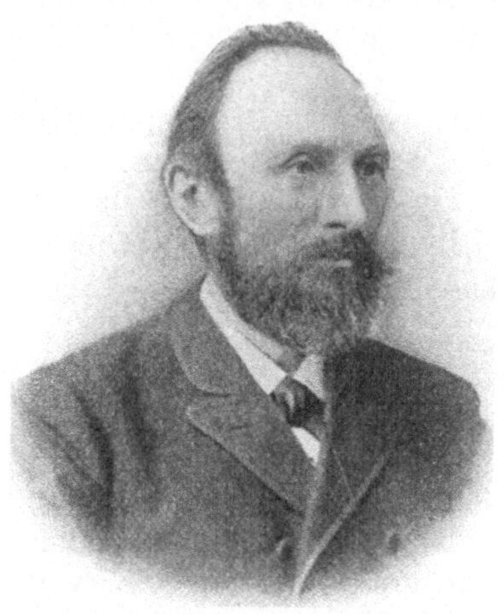

C. Sauer.
geb. 1835, gest. 1899.

Standesangelegenheiten zu sichern; der Vereinsbund sollte immer nur ausführendes Organ sein. Hesse hat sich durch zähes Festhalten an der Tradition des Central-Vereins, daß dieser ebenso die Standesangelegenheiten wie die Wissenschaft zu pflegen habe, viele Gegner zugezogen, die dem Vereinsbunde volle Unabhängigkeit vom Central-Verein sichern wollten.

In den Vorstand des Central-Vereins wurden gewählt: Hesse, Haun und Schneider als Vorsitzende, Schmidt und Lustig als Schriftführer, Zimmermann und Meder als Kassierer.

Im Aprilheft der Monatsschrift 1892 erschien die Anzeige dem Ableben Sauers.

Prof. C. Sauer, Zahnarzt in Berlin, hatte nach dem Besuch der Realschule bis zur Primareife bei Dr. Hans Hesse und Dr. Julius Hesse in Berlin die Zahntechnik gelernt, worauf er bei Hofrat Dr. W. Süersen Assistent wurde, besonders zur Ausführung von Metallarbeiten. Erst im Alter von 24 Jahren konnte er die Universität besuchen und dann das Staatsexamen machen, worauf er eine Assistentenstelle als Goldplombeur bei seinem früheren Chef, Sanitätsrat Dr. Jul. Hesse, erhielt. Von hier ging er auf kurze Zeit nach Greifswald, um nach seiner Rückkehr nach Berlin Assistent an der Albrechtschen Klinik zu werden, welche Stelle er aufgab, als die eigene Praxis größer wurde. In seiner Privatpraxis bildete er eine Anzahl junger Zahnärzte aus, und als das Zahnärztliche Institut an der Universität in Berlin errichtet worden war, wurde er Professor und Leiter der prothetisch-technischen Abteilung. Leider hat er diese Stelle nur 4 Jahre innegehabt.

Sauer war eine unablässig vorwärts strebende Natur. Wenn etwas Neues in der Zahnheilkunde auftauchte, war er einer der ersten, die es versuchten und vervollkommneten. Die Vereinszeitschrift bringt über Wasserstoffsuperoxyd von ihm die erste Mitteilung, ebenso über Lachgas, und dann das Aluminium; das war sein Lieblingsthema; der Aluminiumguß, die Aluminiumbronze sind von ihm eingeführt worden. Besonders ragte er hervor in der chirurgisch-dentistischen Prothetik: Kieferbruchschienen, Resektionsverbände, Kieferersatz, Gaumenobturatoren, Nasenstützen und Nasenersatz! In allen diesen Arbeiten wird er nicht leicht von einem Zahnarzt erreicht. Im Central-Verein war Sauer 25 Jahre Mitglied. 1883 wurde er zum dritten, 1885 zum ersten Vorsitzenden gewählt, von welchem Amte er leider aus Gesundheitsrücksichten bereits 1889 wieder zurücktreten mußte. 1892 starb er im Alter von 57 Jahren.

In der Monatsschrift schrieb Kirchner einen klärenden Beitrag über „Ätiologie, Diagnose und Therapie der Pulpakrankheiten in nichtkariösen Zähnen“, Hoddes veröffentlichte eine beachtenswerte Statistik über Bromäthernarkosen, Morgenstern eine „Vorläufige Mitteilung über das Vorkommen von Nerven in den harten Zahnsubstanzen“, der später ausführliche gefolgt sind. Siegfried schrieb über „Moderne Orthodontie“, wobei er die Siegfriedschen Federn empfahl.

Von neuerschienenen Büchern seien erwähnt: Miller, Die Organismen der Mundhöhle, 2. Aufl.; Parreidt, Zahnheilkunde, ein kurzes Lehrbuch, 2. Aufl.; Heitmüller, Die Wiederherstellung der Zahnkonturen; Cohn, Kursus der Zahnheilkunde.

32. Versammlung, 4. bis 6. April 1893 in Leipzig. 35. Vereinsjahr 1893/94.

In der Eröffnungsrede gedenkt Hesse u. a. der Kleinmannschen Schrift „Historische Notizen aus dem Vereinsleben Deutscher Zahnärzte", zum 25. Jubiläum des Central-Vereins herausgegeben, woraus er einige historische Angaben bezüglich der Verhältnisse des Central-Vereins zur Zeit der früheren Leipziger Versammlungen geschöpft hat. Er schließt daran den Wunsch: „Bei dem Werte, den diese Arbeit für unsern Verein besitzt, ist der Wunsch berechtigt, daß die Kleinmannsche Schrift, die im Jahre 1884 erschien, vervollständigt und fortgesetzt werde, und ich möchte den Plan dazu hier anregen, in der Hoffnung, daß bestimmte Anträge dafür aus der Mitte der nächsten Versammlung entstehen. Das Jahr 1900 gibt für das Erscheinen einer solchen Schrift vielleicht doppelte Veranlassung: als Schluß des alten Jahrhunderts und des 40. Vereinsjahres. Die Zeit bis dahin erscheint jetzt lang, aber die Arbeit bedarf einer umsichtigen und sorgsamen Vorbereitung, für die es nur von Nutzen sein kann, wenn ihr Verfasser sich nicht gedrängt fühlt."

Der Wunsch Hesses, beim Jahrhundertwechsel die „Historischen Notizen" fortgesetzt zu sehen, ist nicht erfüllt worden; man hat daran gar nicht wieder gedacht, bis die Vorbereitungen zum 50jährigen Jubiläum des Vereins die Anregung zu der hier vorliegenden Geschichte des Central-Vereins gaben.

Die Tagesordnung zur 32. Versammlung war nicht so reichhaltig wie die vorjährige. Nur 7 Vorträge und 5 Demonstrationen waren angemeldet. Riegner sprach über „Continuous gum und seine Verwendung bei Kronen- und Brückenarbeiten", Hahl „Über die Behandlung einer seit 16 Jahren bestehenden Kieferklemme" und über die „Kasuistik des unmittelbaren Ersatzes nach Resektion eines Teiles des Unterkiefers", Garten „Zur Ätiologie der Zahnkaries", Emil Schmidt „Über die künstliche Bearbeitung der Zähne bei den Naturvölkern", Röse „Über die Zahnentwicklung des Menschen", Partsch über „Erkrankungen der Highmorshöhle durch kranke Zähne", Hoppe „Über Tuberkelbazillen im Munde".

Aus der Mitgliedersitzung sei erwähnt, daß der Antrag Lustigs, das Beiblatt der Monatsschrift zweimal im Monat erscheinen zu lassen, abgelehnt wurde; doch bleibt das Beiblatt bei seinem monatlichen Erscheinen zunächst noch Organ des Vereinsbundes.

Ein Antrag Klares, die Versammlungen möchten um eine Woche später abgehalten werden, wurde abgelehnt, ebenso der Antrag Walkhoffs, die Versammlungen wieder im August abzuhalten.

Der Vorstand besteht aus Hesse, Haun und Schneider als Vorsitzenden, Schmidt und Kirchner als Schriftführern, Zimmermann und Blume als Kassierern.

In der Monatsschrift erschien 1893 zum erstenmale ein Bericht aus dem Zahnärztlichen Institut der königl. Universität Breslau von Prof. Partsch. Diesem Berichte folgen in den späteren Jahrgängen weitere, und sie enthalten höchst wertvolle Bereicherungen der zahnärztlich-chirurgischen Literatur.

Kühns berichtet in der Monatsschrift „Über die Behandlung gangränöser Pulpen mit Kalium oder Natrium metallicum", wie sie kurz zuvor von Schreier in Wien empfohlen worden war. Brubacher gibt einen klärenden Beitrag über „Die Therapie der Periodontitis". In anderer Weise, gewissermaßen die Lehre von den Krankheiten der Wurzelhaut ergänzend, schreibt Jung über „Die Erkrankungen der Wurzelhaut des Zahnes mit Rücksicht auf ihre Ätiologie und Behandlung".

Im Beiblatte der Monatsschrift übermittelt Kühns eine Nachricht aus der „Täglichen Rundschau", wonach sich die Schulbehörden in London entschlossen hätten, zehn Zahnärzte mit einem Gehalt von je 3000 M anzustellen, die die Zähne der Schulkinder regelmäßig untersuchen sollten. Kühns befürwortet die Anstellung von Schulzahnärzten auch in Deutschland. Schon vom rein pädagogischen Standpunkte aus sei es notwendig, weil erfahrungsgemäß besonders in den mittleren und oberen Klassen zahlreiche Schüler durch andauernde Zahnleiden am regelmäßigen Schulbesuche und an gleichmäßiger Schularbeit gehindert würden. In Kadettenanstalten hat sich ja in Deutschland die Anstellung von Zahnärzten schon lange bewährt. Kühns dachte sich die Sache so, daß ein Zahnarzt die Schüler jährlich einmal untersuchen und den Eltern Bericht über den Zustand der Zähne ihrer Kinder schicken sollte. Für Volksschulen wäre zu erstreben, daß der Staat, die Gemeinde oder die Schule selbst die Mittel zur zahnärztlichen Behandlung aufbringt. Ungefähr um dieselbe Zeit, wo Kühns die Anstellung von Schulzahnärzten befürwortete, tat dies auch Ritter in einem Vortrage im „Verein für Innere Medizin" in Berlin. Später hat sich Jessen der Schulzahnkliniken mit bewundernswerter Energie und Nachhaltigkeit angenommen, so daß wir seit einigen Jahren in mehreren Städten Deutschlands Schulzahnärzte haben. In England scheint die Anstellung von Schulzahnärzten damals jedoch nicht zur Ausführung gekommen zu sein. Das Brit. Dent. Journ. vom 15. Mai 1907 sagt in einer Besprechung eines Jessenschen Berichts, worin London unter den Städten genannt ist, in denen Schulzahnärzte angestellt sind, oder diese Einrichtung geplant wird: „May this be but intelligent anticipation; at present the wish is only the father of the thought."

33. Versammlung, 27. bis 28. März 1894 in Berlin. 36. Vereinsjahr 1894/95.

Für diese Versammlung waren nur 2 Tage in Aussicht genommen. Da der Vereinsbund die Vertretung der Standesangelegenheiten übernommen und dadurch die Mitgliedersitzungen des Central-Vereins entlastet hatte, so boten 2 Tage zur Erledigung einer Tagesordnung mit 6 Vorträgen und 3 Demonstrationen genug Zeit. Am dritten Tage wurde überdies früher meistens auch nur noch eine kurze Sitzung von 2 Stunden gehalten.

Walkhoff demonstrierte Mikrophotogramme der Zahnhistologie, Hesse entwicklungsgeschichtliche mikroskopische Präparate, Starcke sprach über Vorbereitung der Wurzelkanäle zur Füllung, Kleinmann zeigte Vajnas Narkotisierungsapparat aus Glas, Jung demonstrierte Präparate der Zahnpathologie und Bakteriologie, Lipschitz sprach über Lysol, Haderup über Stenographie und Stenophonie der Zähne, Berten über „Eine neue Bikuspidatenzange und hebelartige Instrumente".

Der Mitgliedsbeitrag wird mit Hinblick auf den guten Stand der Kasse von 12 auf 10 M jährlich herabgesetzt.

Im verflossenen Jahre hatte der Central - Verein eine Petition an den Bundesrat eingereicht um Ablehnung der von Preußen beantragten Herabsetzung der Schulbildung der Zahnärzte. Auch andere Vereine sind rührig gewesen, diesen Schlag abzuwenden, und der Vorstand des Vereinsbundes hat Audienz bei dem Staatssekretär v. Bötticher und bei dem Kultusminister v. Bosse nachgesucht und erhalten. Preußen hat dann den Antrag auch zurückgezogen.

Der Vereinsbund hat beschlossen, das Beiblatt der Monatsschrift nicht mehr als sein Organ zu benutzen, sondern ein selbständiges, von der Monatsschrift unabhängiges Organ zu gründen. Da dieses Organ des Vereinsbundes ausschließlich den Standesangelegenheiten gewidmet sein sollte, und der Central - Verein in dieser Richtung von ihm mit vertreten wird, so war der Zweck des Beiblattes, das 10 Jahre bestanden hat, hinfällig geworden. Von 1895 an erscheint daher die Monatsschrift wie bis 1885 wieder ohne Beiblatt und enthält von da an nur noch wissenschaftlichen Stoff; über Standesangelegenheiten begegnet man nur ausnahmsweise einer kurzen Notiz oder einer Abhandlung darin. In bezug auf diese Änderung wurde in der Versammlung folgender Antrag angenommen: „1. Der Central - Verein wird ab 1. Januar 1895 den Zuschuß für das Beiblatt an die Verlagsbuchhandlung von Arthur Felix nicht mehr gewähren. 2. Der Central-Verein gibt seine Zustimmung zu der Herausgabe eines von der Monatsschrift getrennten Blattes für die Geschäftszwecke des Vereinsbundes und stellt für diesen Zweck dem Vorstand des Vereinsbundes alljährlich die Summe von 600 M zur Verfügung so lange, als die bisherige Bestimmung im Statut des Vereinsbundes bestehen bleibt, daß der 3. Vorsitzende des Central-Vereins Vorsitzender des Vereinsbundes sein muß."

Auf einen Antrag Witzels wurde sodann Folgendes beschlossen: „Der Central-Verein gewährt deutschen Zahnärzten, die auf der Jahresversammlung Demonstrationen halten, auf Wunsch eine Unterstützung in der Höhe bis zu 30 M. Mehr als 100 M dürfen jährlich für diesen Zweck nicht ausgegeben werden. Die Entscheidung, wem diese Unterstützung gegeben werden soll, trifft der Vorstand.“

Weiter wurde auf Antrag Ad. Witzels beschlossen: „eine Prämie bis zu 300 M demjenigen deutschen Zahnarzt auszuzahlen, der den Central-Verein auf seiner Jahresversammlung mit einem bemerkenswerten Fortschritt der praktischen Zahnheilkunde bekannt macht. Die Zuerteilung erfolgt durch ein Komitee aus 5 Preisrichtern“. Als Preisrichter wurden Hesse, Witzel, Baume, Parreidt, Fricke gewählt. Der Beschluß ist im Beiblatt der Monatsschrift, Augustheft 1894, mit ausführlicher Geschäftsordnung des Preisrichterkollegiums veröffentlicht worden, scheint dann aber ganz in Vergessenheit geraten zu sein. Die Preisrichter haben nie über die Zuerteilung eines Preises beraten.

Vom Jahre 1894 an wird in der Monatsschrift oft über Untersuchungen der Zähne bei Schulkindern berichtet, so z. B. vom Badischen Verein aus Karlsruhe, Heidelberg, Bruchsal, Pforzheim und Freiburg.

Schirmer veröffentlichte einen Vortrag über Mechanotherapie, womit er eine 1886 erschienene Arbeit von Schwartzkopff ergänzt. Sachs schrieb über sofortige Wurzelfüllung, Hoppe „Über Beziehungen von kariösen Zähnen zu geschwollenen Lymphdrüsen“, Berten „Über die chronologische Reihenfolge des Durchbruchs der bleibenden Zähne“.

Von Büchern sind zu nennen: Hollaender, Extraktion der Zähne, 4. Aufl.; Scheff, Die Extraktion der Zähne; de Terra, Repetitorium der Zahnheilkunde; Walkhoff, Mikrophotographischer Atlas der normalen Histologie menschlicher Zähne; Jessen, Poliklinik der Zahnkrankheiten an der Universität Straßburg.

Die Zahl der Zahnärzte im Deutschen Reiche hat 1894 zum erstenmale 1000 überschritten; es wurden 1007 gezählt (gegen 915 im Jahre 1893).

34. Versammlung, 16. bis 17. April 1895 in Halle a. S.
37. Vereinsjahr 1895/96.

In der Eröffnungsrede nimmt Hesse Gelegenheit, aus Anlaß der vor 10 Jahren erfolgten Eröffnung der Zahnärztlichen Institute in Berlin und Leipzig über den zahnärztlichen Unterricht zu sprechen. Die Mittel, die an den einzelnen Universitäten den zahnärztlichen Instituten zur Verfügung stehen, entsprechen nicht den Bedürfnissen. Der Unterricht könne nur mit unausgesetzter sorgsamer Anleitung und Überwachung durch erfahrene und tüchtige Lehrkräfte gedeihliche Früchte zeitigen.

Morgenstern sprach über den „Anteil der Blutgefäße bei der Zahnbeinbildung und die Nerven in den harten Zahnsubstanzen", Walkhoff „Über das Wesen und Entstehen von Entwicklungsfehlern in der Struktur menschlicher Zähne und ihre Bedeutung für das spätere Leben", Warnekros über die Aufstellung der Zähne bei vollständigem Ersatz im Ober- und Unterkiefer. Warnekros befolgt die Bonwillschen Regeln, nur läßt er die Schneidezähne nicht ganz zusammentreffen und berücksichtigt beim Bißnehmen nicht nur die Schlußstellung, sondern auch die Beziehungen des Unterkiefers zum Oberkiefer bei den Abbeißbewegungen. Brandt zeigte hypnotische Experimente und legte eine Anzahl Präparate, Modelle, Instrumente und Apparate vor. Walkhoff demonstrierte eine elektrische Bohrmaschine, Herrmann sprach über partiellen Ersatz von Zähnen und über einen Verband zum Feststellen lockerer Zähne.

Über die Mitgliedersitzungen wird seit einigen Jahren, um aus der Monatsschrift alles Nichtwissenschaftliche auszuschließen, im „Vereinsblatt, Organ des Vereinsbundes" berichtet, das beiläufig bemerkt im ersten Jahrgange, wie es vorher auch im Beiblatte der Monatsschrift der Fall war, zahlreiche Beiträge enthält in bezug auf die Ausbildung der Zahnärzte.

Der im vorigen Jahre gefaßte Beschluß, dem Vereinsbunde zur Erhaltung seiner Zeitschrift 600 M jährlich zu bewilligen, wird dahin abgeändert, daß der Beschluß nur bis zur nächsten Jahresversammlung des Central-Vereins Geltung hat. Es heißt: „Der Central-Verein stellt dem Vereinsbunde bis zur nächsten

Jahresversammlung 600 M für Redaktionszwecke des Organs zur Verfügung."

Prof. Partsch, der im Central-Verein wiederholt wertvolle Vorträge gehalten und die Monatsschrift durch lehrreiche Mitteilungen aus seinem Institut unterstützt hat, wird zum Ehrenmitgliede des Central-Vereins ernannt.

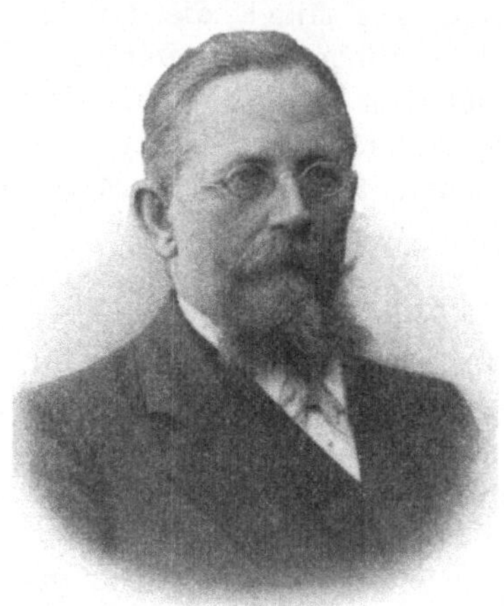

C. Partsch.

Dr. **Carl Partsch,** a. o. Prof. der Chirurgie, Geh. Med.-Rat, in Breslau, ist geboren am 1. Januar 1855 in Schreiberhau im Riesengebirge. Nach Absolvierung des Maturitätsexamens am Gymnasium zu Hirschberg bezog er im Herbst 1874 die Universität Breslau zum Studium der Medizin und beendete mit Ablegung des Staatsexamens 1878/79 sein Studium. Im Januar 1880 zum Dr. med. promoviert, versah er vom Februar 1879 bis Frühjahr 1881 Assistentendienste bei der poliklinischen und stationären Abteilung der chirurgischen Klinik in Breslau unter Geh. Rat Fischer. Von 1881 an war er erster Assistent der Klinik, habilitierte sich 1884 in der medizinischen Fakultät und blieb bis 1886 an der Klinik. 1890 übernahm er, zum Prof. extraord. ernannt, das Direktorat des neuerrichteten Zahnärztlichen Instituts an der Universität Breslau und die Leitung der Poliklinik für Zahn- und Mundkrankheiten. 1907 wurde er zum Geh. Med.-Rat ernannt.

Von seinen wissenschaftlichen Arbeiten seien besonders die über Aktinomykose erwähnt, ferner die „Verletzungen und Krankheiten der Kiefer" im I. Bande des Handbuches der prakt. Chirurgie (Stuttgart 1900). Sodann bearbeitete Partsch die Kieferzysten und beleuchtete das Verhältnis der Lymphdrüsenschwellungen unter dem Unterkiefer bei kranken Zähnen. Die Wurzelresektion, früher wohl in wenigen Fällen von einzelnen schon ausgeübt, wurde von Partsch zu einer methodischen Operation ausgebildet, und durch ihn ist sie in die Praxis fast allgemein eingeführt worden. Sodann bearbeitete er noch die Kieferhöhleneiterung, schrieb über Odontome, die Weilsche Schicht, Tamponade bei Blutungen nach Zahnextraktionen usw. Die Berichte aus seiner Poliklinik, die in der Zeitschrift des Central-Vereins erschienen sind, geben Zeugnis von der außerordentlichen Förderung, die die Mundchirurgie durch Partsch und seine Schüler erfahren hat. Als Lehrer versteht es Partsch wie selten einer, seine Schüler zu wissenschaftlichem Streben anzuspornen, sie zu genauen Beobachtern und zu wissenschaftlichen Arbeitern zu erziehen, und bei ihnen erfreut er sich außerordentlicher Verehrung. Sämtliche Mitglieder des Central-Vereins wissen seine großen Verdienste um die Zahnheilkunde wohl zu würdigen.

In Würzburg habilitierte sich Dr. med. J. Berten als Dozent für Zahnheilkunde. Seine Habilitationsschrift „Hypoplasie des Schmelzes" ist in der Zeitschrift des Central-Vereins veröffentlicht worden. Vorher veröffentlichte er schon in der Monatsschrift einen interessanten Beitrag über die chronologische Reihenfolge des Durchbruchs der bleibenden Zähne, und in den Sitzungsberichten der physikalisch-medizinischen Gesellschaft in Würzburg findet sich von ihm ein Bericht über die Untersuchung der Zähne von 3347 Schulkindern aus 21 Orten der Umgebung Würzburgs. Als im Jahre 1900 in München ein zahnärztliches Universitätsinstitut errichtet wurde, erhielt Berten die Direktorstelle daselbst. In Würzburg wurde Michel sein Nachfolger.

In der Monatsschrift veröffentlichte Port einen Beitrag „Über Zahnkaries im Anfange der 20er Jahre auf Grund von statistischen Untersuchungen bei Soldaten." Witthaus schrieb „Über den Einfluß der Erblichkeit erworbener Eigenschaften auf das menschliche Gebiß", Dieck über „Die Resultate der Untersuchungen über die Bodenbeschaffenheit in ihrem Einflusse auf die Karies der Zähne", worauf Röse antwortete mit einem Artikel „Der Einfluß der Bodenbeschaffenheit auf den Bau der menschlichen Zähne". Seitz brachte einen „Beitrag zur Kasuistik der Immediatprothesen (wobei es sich um Zahnprothesen, nicht Kieferprothesen, handelt). Ballowitz schrieb über „Systematik der Kronen- und Brückenarbeiten", Wittkowski „Über die mangelhafte Berücksichtigung des Schönheitssinnes in der zahnärztlichen Technik", Fenthol, „Über Solilagold", ein von de Trey auf den Markt gebrachtes

Schwammgoldpräparat, womit man schneller als mit Folie soll füllen können.

Von neuen Büchern sind zu nennen: Herbst, Methoden und Neuerungen; Riegner, Kronen- und Brückenarbeiten; Hollaender, Das Füllen der Zähne.

35. Versammlung, 7. bis 8. April 1896 in Erlangen.
38. Vereinsjahr 1896/97.

Partsch hielt Vortrag „Über Tamponade“ und „Über den Zusammenhang der Lymphdrüsenerkrankungen mit Zahnaffektionen“, Schreiter „Über Wurzelbehandlung mit Kali hydricum“, Kirchner über „Die Wurzelbehandlung vermittels der Galvanokaustik“, Wiedemann über die Röntgenstrahlen, Rosenthal über Narkose, Hesse „Zur Würdigung der Metalltechnik“, Schneider demonstrierte Gaumendefekte und Obturatoren, Walkhoff Präparate einiger Zahnmißbildungen, Kühns sprach über Solilagold.

In der Mitgliedersitzung erklärte der Vorsitzende, Prof. Hesse, nach dem Berichte des Delegierten zum Vereinsbunde, daß er von einer nennenswerten Entlastung des Central-Vereins durch den Vereinsbund nichts gemerkt habe. Er ist der Ansicht, daß der Central-Verein die Behandlung wichtiger Standesfragen auch in Zukunft beibehalten werde, wie er es bisher getan habe, und wie es das Vereinsstatut vorschreibt.

Die Mitglieder empfingen früher als Bestätigung ihrer Aufnahme ein Diplom. Doch ist es nicht regelmäßig verabfolgt worden, und wo es geschehen ist, hat sich in einigen Fällen ergeben, daß es zur Reklame gemißbraucht worden ist. Auf Antrag Schmidts wird daher beschlossen, künftig keine Aufnahmediplome mehr auszustellen.

Auf Antrag Hesses wird beschlossen, die Vorstandswahl künftig nur alle zwei Jahre vorzunehmen.

Die Subvention des Vereinsbundesorgans mit 600 M wird für das laufende Jahr noch bewilligt; die Bewilligung weiterer Subvention behält sich der Verein vor. Es sei hier das eigentümliche Verhältnis erwähnt, daß der Central-Verein für sein eigenes Organ, die Monatsschrift, seit 1883 nur 500 M jährlich ausgab und dabei für seine Mitglieder bedeutend billigere Bezugsbedingungen hatte als andere Abonnenten, während er für das Organ des Vereinsbundes 600 M beisteuerte, also 100 M mehr als für sein eigenes Organ, ohne Vergünstigung in den Bezugsbedingungen zu haben.

Die Versammlungen des Central-Vereins hatten 1859 bis 1888 mit zwei Ausnahmen (1861 den 26.—28. August, 1863 den 6.—8. Juli) vom ersten Montag des August an stattgefunden. Da seit 1886 bei der Naturforscherversammlung eine zahnärztliche Sektion eingerichtet worden war, wurde 1888, um den Besuch der Naturforscherversammlung zu begünstigen, beschlossen, künftig die Versammlungen des Central-Vereins nicht so kurze Zeit vor der Naturforscherversammlung, sondern bereits in der Osterwoche abzuhalten. Nun, 1896, wurde auf Antrag Zimmermanns wieder der Augusttermin beschlossen; doch wünschte Hesse mit Rücksicht auf die Dauer des Sommersemesters bei den Universitäten, daß die zweite Augustwoche statt der ersten gewählt würde, was angenommen wurde, aber nie befolgt worden ist.

Bei der Vorstandswahl wurde Hesse wieder als erster, Haun als zweiter Vorsitzender gewählt. Die Stelle des dritten Vorsitzenden blieb unbesetzt, da Schneider nicht annahm und auch Kühns telegraphisch ablehnte. Kirchner und Westphal wurden Schriftführer, Blume und Zimmermann Kassierer.

Unter den Arbeiten in der Monatsschrift sei die von Jul. Witzel „Über Zahnwurzelzysten, ihre Entstehung, Ursache und Behandlung" erwähnt, die neben der von Partsch vorher erschienenen Zystenarbeit besonders geeignet ist, die Ätiologie der Wurzelzysten zu klären. Später hat Römer noch eine wertvolle Arbeit über die Zysten geschrieben. Greve schrieb „Über die Berechtigung der frühzeitigen Extraktion des sechsjährigen Molaren", Sachse „Zur Kalibehandlung pulpaloser Zähne", Hoffmann „Über die morphologische Stellung der bleibenden Molaren", Parreidt „Über den Einfluß adenoider Wucherungen im Nasenrachenraume auf die Zahnstellung", Schaeffer-Stuckert über „Zahnaufnahmen mit Röntgenstrahlen", Port über „Menstruation und Gravidität in ihren Beziehungen zu Erkrankungen der Mundhöhle", Niemeyer (Delmenhorst) über „Ätiologie und Therapie der Leukoplakia oris",

Bauchwitz über praktische und theoretische Versuche mit Formagen. Dieses Formalinpräparat versprach viel Erfolg bei der Pulpabehandlung; doch ist es darüber bald wieder still geworden. Seitdem Buckley die Anwendung des Formalins in Verbindung mit Trikresol beim Internationalen Zahnärztlichen Kongreß 1904 in St. Louis empfohlen hatte, ist dieses Präparat zur Behandlung putrider Zersetzungen in den Wurzelkanälen unschätzbar geworden.

Von Büchern sind zu nennen: Miller, Lehrbuch der konservierenden Zahnheilkunde; Geist-Jacobi, Geschichte der Zahnheilkunde vom Jahre 3700 v. Chr. bis zur Gegenwart; Partsch, Stereoskopischer Atlas, Schwanke, Zahnärztliche Medizinalgesetze in Preußen; Walkhoff, Mikrophotographischer Atlas der pathologischen Histologie menschlicher Zähne; Greve, Diagnostisch-Therapeutisches Taschenbuch für Zahnärzte.

Nachdem Kirchner zum Vorsitzenden des Vereinsbundes gewählt worden war, unternahm er es, nach Ablauf des Kontraktes mit dem Verleger des „Vereinsblattes" eine wöchentlich erscheinende Zeitschrift als Organ des Vereinsbundes zu gründen, das neben den Beiträgen über Standesangelegenheiten auch wissenschaftlichen Inhalt haben sollte, was das Vereinsblatt in den drei Jahren seines Bestehens vermieden hatte. Hesse als Vorsitzender des Central-Vereins sah darin eine Schädigung seines Vereins und dessen Zeitschrift. Er meinte in bezug auf diese: „Es ist für jeden von uns eine schon vom Nationalgefühl gebotene Verpflichtung vorhanden, zum Gedeihen des Gradmessers unserer Leistungsfähigkeit beizutragen."... „Der Central-Verein hat die Förderung des wissenschaftlichen Ausbaues unseres Berufs zum obersten Ziel und als selbstverständliche Folge davon die Erhöhung unseres Standesansehens im In- und Auslande." Doch die Deutsche Zahnärztliche Wochenschrift wurde als Organ des Vereinsbundes gegründet. Sie hat sich als notwendige Ergänzung des Organs des Central-Vereins erwiesen.

In München habilitierte sich Dr. med. G. Port als Dozent für Zahnheilkunde. Bei Errichtung eines Zahnärztlichen Instituts in München wurde ihm die Abteilung für Prothese übertragen; später wurde er als Direktor des Zahnärztlichen Instituts nach Heidelberg berufen.

Die Gesammtzahl der Studierenden der Zahnheilkunde an den deutschen Universitäten im Sommersemester 1896 betrug 385.

36. Versammlung, 6. bis 7. August 1897 in Berlin. 39. Vereinsjahr 1897/98.

In den Jahren 1896 und 1897 machte die Kataphorese in Amerika viel von sich reden, und auch in Deutschland wurden Versuche damit angestellt. Schaeffer-Stuckert gab in der Monatsschrift eine ausführliche Abhandlung darüber, und im Central-Verein hielt Markus einen Vortrag über Kataphorese. Stark aus Amsterdam sprach über „Die Zahnpflege in den europäischen Heeren". Er hat sich an die Kriegsministerien der einzelnen Staaten um Auskunft gewendet und sie erhalten. Sie geht durchweg dahin, daß man in den Heeren für die Zahnpflege nur wenig tut. Stark ermahnt die Zahnärzte, sie sollten sich bemühen, an den maßgebenden Stellen mehr Interesse dafür zu wecken. — Busch sprach über die Verschmelzung und Verwachsung der Milchzähne und der bleibenden Zähne. — Bönten demonstrierte ein neues Verfahren zum Stampfen der Metallplatten unmittelbar auf dem Gipsmodell. Nach dem Vorstanzen auf einer aus leichtflüssigem Metall hergestellten Stanze stellt er das Gipsmodell mit der aufgelegten Platte auf den Boden eines Metallzylinders, umgibt es von allen Seiten mit kleinen Bleikörnchen (Vogeldunst) und bearbeitet einen daraufgesetzten Kolben mit dem Hammer oder preßt mit einer Schraubenpresse. — Hesse sprach über die Mechanik der Kaubewegung, Heitmüller über die Verwendung des elastischen Gummibandes bei Kieferbrüchen, Jul. Witzel über Tuberkulose der Mundhöhle, Lipschitz über Regulierung eines oberen Schneidezahnes auf operativem Wege. Sodann wurde über den Bonwillschen Artikulator gesprochen.

Bonwill, der anwesend ist, und Schrott werden zu Ehrenmitgliedern ernannt. Bonwill ist der erste und bis jetzt einzige ausländische Zahnarzt, der Ehrenmitglied des Central-Vereins Deutscher Zahnärzte geworden ist. Die Anregung zu seiner Ernennung gab sein Verehrer und langjähriger Freund P. Schwarze.

William G. Arlington Bonwill, D. D. S., Zahnarzt in Philadelphia, war 1833 geboren, studierte am Jefferson College, bestand die ärztliche und die zahnärztliche Prüfung und wurde einer der gesuchtesten Zahnärzte in Philadelphia. Im Anfange seiner Praxis beschäftigte er sich mit der Konstruktion einer Bohrmaschine, die 1869 fertiggestellt wurde, aber nicht allgemein Aufnahme gefunden hat, da sie von der Morrisonschen und der Whiteschen übertroffen wurde. Zu derselben Zeit stellte er auch einen elektromagnetischen Hammer her, 1878 einen „mechanischen Hammer“, der durch die Bohrmaschine angetrieben wurde. Die bekannteste Erfindung von ihm ist die des Artikulators; die anatomische Begründung der Richtigkeit des Instruments ist sehr beachtenswert. Der Bonwill-Artikulator wird in Deutschland viel gebraucht. Weiter sind die Bonwillschen Porzellankronen bekannt, die mit Amalgam aufgekittet werden. Weniger bekannt ist die von Bonwill befürwortete Separation mit Guttapercha, ferner die Anweisung, „rapid“ zu atmen, um den Schmerz bei kleinen Operationen zu mildern. — Bonwill starb am 14. September 1899.

In Berichten aus dem Zahnärztlichen Institut der Universität Breslau hat Partsch Mitteilung gemacht über eine von ihm systematisch ausgebildete Operation: die Resektion der Wurzelspitze. Da man veralteten umschriebenen Entzündungen um die Wurzelspitze durch den Wurzelkanal nicht genügend beikommen kann, so legt man diese Entzündungsherde vom Vestibulum oris aus frei, indem man das Zahnfleisch bogenförmig spaltet und es zurückklappt, worauf man mit der Bohrmaschine oder einem kleinen Meißel in die Alveole eindringt und nun das degenerierte Gewebe mit dem scharfen Löffel entfernt. Dabei ist es oft nötig, ein Stück vom Wurzelende zu resezieren, um den dahinter gelegenen Krankheitsherd zugängig zu bekommen. Auch ist die Wurzelspitze oft nekrotisch und vom Eiter angenagt, in anderen Fällen von Konkrementen überzogen, so daß auch deshalb die Resektion nötig wird. Der Wurzelkanal muß vor der Operation dicht gefüllt sein.

Im Novemberhefte der Monatsschrift 1897 empfiehlt Möser „Durchsichtige Glasfüllungen“. Im Juniheft 1898 beschreibt W. Bruck das Verfahren, Porzellanfüllungen mit Hilfe des Jenkinsschen Apparates herzustellen. Von da an sind die Jenkinsschen Füllungen in Deutschland schnell allgemein bekannt geworden und haben viel Anhänger gefunden.

Walkhoff veröffentlichte im Jahrgange 1898 eine größere Arbeit über „Beiträge zum Bau des Schmelzes und zur Entwicklung des Zahnbeins“, Brubacher teilte einen Fall mit von

Heilung einer Eiterung und Kieferschwellung nach 25jährigem Bestehen durch Behandlung der Zähne", Niemeyer schreibt „Über die zufällige und die beabsichtigte Entfernung von Zahnkeimen bleibender Zähne". Port empfiehlt „Kieferbruchschienen aus Zinn". Kleinmann beschreibt die Beutelrockschen Nervkanalinstrumente.

Ollendorff berichtet „Über den Zusammenhang der Schwellungen der regionären Lymphdrüsen zu den Erkrankungen der Zähne". Bei der Periodontitis ist jedesmal Drüsenschwellung vorhanden, und reine Pulpitis führt nie zu Drüsenschwellungen. — Seifert gibt eine Übersicht „Über die Gewerbekrankheiten der Mundhöhle". W. Bruck beschreibt „Die Herstellung der Nasenprothese aus transparentem, ungefärbtem Zelluloid.

Die Untersuchungen der Zähne bei Schulkindern mehren sich. Röse berichtet in der Österr.-ungar. Vierteljahrsschrift über eine große Zahl derartiger Untersuchungen. Die Monatsschrift bringt im Märzheft 1898 einen Bericht „Über Zahn- und Mundpflege bei den Volksschulkindern" von Voerkel und Weber.

37. Versammlung, 5. bis 6. August 1898 in Eisenach.
40. Vereinsjahr 1898/99.

In Eisenach bestand das Lokalkomitee aus einem einzigen Mitgliede; dieses aber wog auch mehrere auf, es war E. Schwartzkopff.

Hofzahnarzt Ernst Schwartzkopff war 1856 geboren, lernte bei Hartung in Rudolstadt die Technik, studierte in Berlin und Jena und praktizierte, nachdem er das Staatsexamen gemacht hatte, in Eisenach. Seit 1884 gehörte er dem Central-Verein an. Er hat sich oft als Mitarbeiter am Vereinsorgan bewährt. Im Verein für Mitteldeutschland war er zuerst Schriftführer, später Vorsitzender und zuletzt Ehrenmitglied. Er war ein freundlicher, opferwilliger Kollege, dem auch der Humor nicht ausging. 1906 starb er an den Folgen des Diabetes.

Der Vorsitzende, Prof. Hesse, besprach in der Eröffnungsrede die Stellung, die der Central-Verein im zahnärztlichen Leben in Deutschland einnimmt, seine Beziehung zu den Lokal- und Provinzial-Vereinen, dem Vereinsbund und der Naturforscherversammlung. In den Lokal- und Provinzial-Vereinen dürfe die Pflege der Geselligkeit an die oberste Stelle gesetzt werden. „Erfahrungsgemäß ist auch die wissenschaftliche Seite nicht die eigentliche Stärke der Lokalvereine. Die verhältnismäßig geringe Zahl von Teilnehmern gibt eine natürliche Beschränkung des Stoffes für neue wissenschaftliche Mitteilungen, und sie bewirkt, daß man auch mit seinem Vortrage nicht so große Toilette machen möchte wie in einer großen Versammlung.“ Der Central-Verein bildet eine notwendige und ganz unentbehrliche Ergänzung der Lokalvereine. „Wenn in letzter Zeit wiederholt die Meinung geäußert worden ist, der Central-Verein habe sich überlebt, so ist dies ein Irrtum. Die Vertreter einer solchen Anschauung haben sich dem Einfluß bestimmter Interessenfragen zu lebhaft hingegeben, für die sie im Central-Verein nicht die gewünschte Aufnahme fanden.“ Die Förderung der wissenschaftlichen und praktischen Ziele unseres Berufes ist der wertvollste Erfolg unseres Vereins. Die Vorträge im Central-Verein sollen, entsprechend dem weiteren Kreise, einen höheren Grad der Vollendung einnehmen als die in Lokalvereinen, „sie sollen publikationsfähig sein, während man den letzteren diese Anforderung eher erlassen könnte“. Die materiellen und Standesfragen sind vom Vereinsbund übernommen worden, der darin seine Existenzberechtigung hat... „Damit soll aber nicht gesagt sein, daß wir uns im Central-Verein der Diskussion jeder Frage enthalten müßten, die nicht rein wissenschaftlicher Art wäre oder mit unseren fachmännischen Arbeiten zusammenhinge. Es gibt daneben Gebiete, die unser aller Wohl und Wehe betreffen, und über die wir uns jederzeit die Möglichkeit und das Recht offen halten müssen, Rat zu halten.“

Jul. Witzel sprach über die Wirkung der Formolpräparate und der Schwefelsäure auf die Zahnpulpa und die Wurzelhaut, ferner über Gipsabdrücke, Stark „Über Zemente“, Walkhoff über die Verwendung eines kontinuierlichen Warmluftgebläses, Hesse über das Wurzelwachstum der Zähne.

In der Mitgliedersitzung erhielt Prof. Miller die goldene Medaille des Vereins, Haun wurde Ehrenmitglied.

C. Haun, Hofzahnarzt in Erfurt, war 1832 geboren. Nachdem er die Reife für die Sekunda erlangt hatte, widmete er sich dem wund- und zahnärztlichen Studium und praktizierte nach Absolvierung des Staatsexamens in Erfurt. In den Kriegsjahren 1866 und 1870/71 war Haun im Lazarett tätig, wo er Gelegenheit hatte, Kieferbrüche zu behandeln. Er verwendete Kautschukkappen mit Guttaperchaauspolsterung, worüber im Vereinsorgan berichtet worden ist. Im Central-Verein war Haun 1882—1890 Kassierer, 1890—1898 zweiter Vorsitzender, 1898 wurde er Ehrenmitglied. Er starb an Diabetes am 5. August 1899.

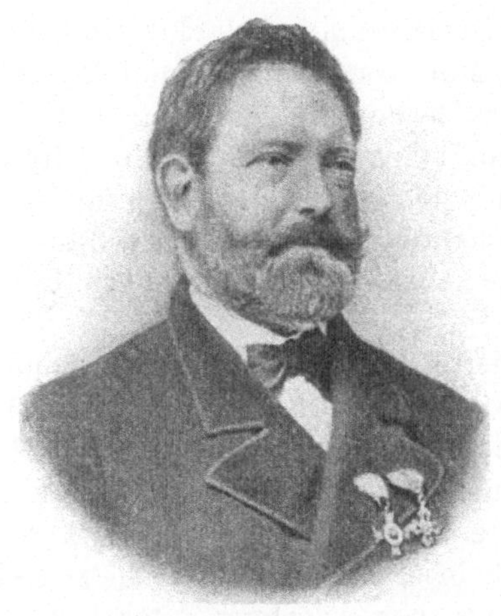

C. Haun.
geb 1832, gest. 1899.

In den Vorstand wurden in Eisenach gewählt: Hesse, Miller, Kirchner als Vorsitzende, Albrecht und Schwartzkopff als Schriftführer, Blume und Zimmermann als Kassierer. Dem Vereinsbunde gegenüber gab der Central-Verein ein Vorrecht auf. Bisher mußte der dritte Vorsitzende des Central-Vereins erster Vorsitzender des Vereinsbundes sein. Von 1898 an aber hat der Central-Verein keine bevorzugte Stellung mehr im Vereinsbunde, er ist jedem andern Vereine gleichgestellt. Bezüglich seiner Stimmenzahl in der Delegiertenversammlung ist er kleineren Vereinen gegenüber im Nachteil, er hat nicht, wie diese, auf 20 Mitglieder 1 Stimme, sondern nur das Maximum von zulässigen Stimmen für einen Verein, nämlich 5 Stimmen.

Die Bibliothek des Central-Vereins wird auf Antrag des Vorsitzenden dem Zahnärztlichen Institut in Leipzig überwiesen.

Sie bestand aus ungefähr 200 Bänden alter Jahrgänge meist ausländischer Zeitschriften und wenigen Lehrbüchern und Monographien. In den letzten 10 Jahren hatte sie keinen nennenswerten Zuwachs mehr bekommen, da die Tausch- und Besprechungsexemplare in den Händen der betreffenden Mitarbeiter blieben. Eine Bibliothek des Central-Vereins besteht seit 1898 nicht mehr.

Ein Antrag Zimmermanns, daß künftig die Mitglieder des Vereins die Monatsschrift zugeschickt bekommen sollten, ohne daß sie erst abonnieren müßten, und der Jahresbeitrag erhöht werde, damit der Verein für alle Mitglieder abonnieren könne, wurde angenommen. Der Vorstand wurde beauftragt, mit der Verlagshandlung das Nötige zu vereinbaren und nächstes Jahr die Abmachung zum endgültigen Beschluß vorzulegen.

Im Oktoberhefte der Monatsschrift berichtete Miller über Karies eines angeblich nicht durchgebrochenen Zahnes. Es ist von vornherein unwahrscheinlich, daß ein Zahn, der nicht dem Einflusse gärungerzeugender Bakterien ausgesetzt war, kariös würde. Miller hat außer dem hier vorliegenden Falle später noch öfter solche Fälle von scheinbarer Karies in nicht durchgebrochenen Zähnen oder Karies in scheinbar nicht den äußeren Einflüssen zugängig gewesenen Zähnen sorgfältig untersucht und stets eine Täuschung nachgewiesen.

Unter den Auszügen berichtete die Monatsschrift über „Experimentelle Untersuchungen und Erfahrungen über Infiltrationsanästhesie“ von Dr. Braun. Indem Braun jahrelang Untersuchungen über die Lokalanästhesie ausgeführt hatte, kam er 1903 zu dem weittragenden Ergebnis, daß Kokain, mit wenig Tropfen einer hochverdünnten Nebennierenextraktlösung (Suprarenin, Adrenalin usw.), unter das Zahnfleisch eingespritzt oder an der Eintrittsstelle des Nerven in den Kiefer, eine wirklich befriedigende Lokalanästhesie zum Zahnausziehen gibt.

Im Jahrgang 1899 der Monatsschrift wird auszugsweise eine Abhandlung Prof. Kirchners, Geh. Medizinalrats im Königl. preuß. Kultusministerium, mitgeteilt „Über die Einrichtungen für das Studium der Zahnheilkunde an den deutschen Universitäten“. Danach hatte damals von 9 preußichen Universitäten nur eine (Berlin) ein staatliches Institut unter einem außerordentlichen Professor mit 2 Lehrern und 5 Assistenten; das Breslauer Institut galt als provisorisches, Halle bekam geringen Zuschuß. Ohne staatliche Beihilfe bestanden damals Institute, die außer dem Direktor kein Lehrpersonal hatten, in Königsberg und Marburg. Göttingen und Kiel hatten je einen Lehrer der Zahnheilkunde. An den außerpreußischen Universitäten bestanden Institute in Leipzig, Jena, Heidelberg, Straßburg. Zahnärztliche Kurse und Polikliniken wurden gehalten in München, Würzburg, Erlangen, Freiburg i. Br. In Württemberg, Hessen und Mecklenburg fehlte jede Gelegenheit zum Studium der Zahnheilkunde. Von 2235 Personen, die sich (nach dem Richterschen zahnärztlichen Adreßbuche) in Deutschland mit Zahnheilkunde beschäftigten, waren nur 33,7 Proz. approbierte Zahnärzte. — Auch über die Verhältnisse des Studiums der Zahnheilkunde im Auslande gab Kirchner Auskunft; er meinte, daß Amerika seine führende Stelle in der Zahnheilkunde hauptsächlich der großen Zahl seiner Dental Colleges verdanke. Ein Verbot der freien Ausübung der Zahnheilkunde hält Kirchner für verfrüht; erst solle man genügend Zahnärzte schaffen, und das sei nur durch Vermehrung der zahnärztlichen Staatsinstitute zu erreichen. Die höchstbeachtenswerte Schrift schließt mit den Worten: „Wie in der Pflege der Heilkunde, so sollte auch in der Pflege der Zahnheilkunde Deutschland die Führerrolle erstreben."

Sonst sind aus der Monatsschrift noch folgende Arbeiten hervorzuheben. Seitz „Beitrag zur Kasuistik der Äthylchloridnarkose"; Port, „Über Zahnkaries im Anfange der 30er Jahre". Port hat bei Landwehrleuten statistische Untersuchungen angestellt und gefunden, daß gegen die 20er Jahre bei den 30ern die Zahl der kariösen Zähne, die zur Extraktion kommen, bedeutend größer ist als die der Neuerkrankungen. Bei den 20ern kommen auf 100 kariöse Zähne 62, 41 extrahierte, bei den 30ern 82,03, ein Beweis, daß im Volke wenig geschieht, der Zerstörung Einhalt zu tun. Der Zerfall betrifft vor allem die Backzähne.

Parreidt veröffentlicht eine neue Beobachtung an einem replantierten Zahne. Der obere mittlere rechte Schneidezahn war einem 9jährigen Knaben replantiert worden; 10 Jahre später war der Zahn noch ganz fest, aber er war $3^1/_2$ mm zu kurz. Seit dem Einpflanzen hatte sich der Alveolarfortsatz an den anderen Zähnen so viel mehr entwickelt, daß die benachbarten Zahne viel länger erschienen und diese Differenz entstanden war, die nun eine auffällige Entstellung zur Folge hatte.

Lührse gab eine statistische Skizze auf Grund von Zahnuntersuchungen beim Militär „über die Verbreitung der Zahnkaries bei den verschiedenen Gewerbetreibenden". Möser beschrieb „Die Herstellung homogener Einlagen zu Zahnfüllungen ohne Brennofen". Körner veröffentlichte: „Einiges über das Auftreten der Karies bei Kindern während des schulpflichtigen Alters," F. Schreiter: „Über die operative und prothetische Behandlung der Defekte und Difformitäten der äußeren Nase."

Von Büchern seien genannt: Ad. Witzel, Das Füllen der Zähne mit Amalgam; Miller, Lehrbuch der konservierenden Zahnheilkunde, 2. Aufl.; Römer, Zahnhistologische Studie. (Römer habilitierte sich mit dieser Arbeit als Privatdozent an der Universität Straßburg); Mikulicz und Kümmel, Die Krankheiten des Mundes; Jessen Lehrbuch der praktischen Zahnheilkunde; Seitz, Terminologie der Zahnheilkunde; Busch, Die Extraktion der Zähne, 2. Aufl.

38. Versammlung, 4. bis 5. August 1899 in Frankfurt a. M. 41. Vereinsjahr 1899/1900.

Hesse hielt Vortrag über „Aufgaben und Ziele der Zahnheilkunde," Geist-Jakobi über „Zahnheilkunde einst und jetzt," Jessen über „Doppelseitige Oberkieferprothese", Römer „Über Wucherungen an der Wurzelspitze", ferner über „Die Sensibilität des Zahnbeins" und „Über die Odontoblastenfortsätze und Nerven der Pulpa"; Miller gab Demonstration von Zahnschliffen und „Interessante Elfenbeinpräparate"; Dieck sprach „Über den Bau der Molaren von Elephas Indicus". Schaeffer-Stuckert besprach „Unsere Kenntnis über die Entwicklung der Zähne", Albrecht stellte einen Kranken mit Unterkieferbruch vor und sprach dann noch „Über Alveolitis traumatica purulenta und Antrumempyem".

Wegen des internationalen zahnärztlichen Kongresses, der im August 1900 in Paris stattfinden soll, wird beschlossen, die nächste Versammlung des Central-Vereins zu Ostern abzuhalten.

Die Beschlußfassung über den in der vorigen Versammlung eingebrachten Antrag, auf die Monatsschrift für alle Mitglieder zu abonnieren, wurde ausgesetzt, weil zwischen dem Anspruch des Verlegers und dem Zugeständnis des Vorsitzenden eine Differenz von 50 Pf. für das Exemplar blieb und weil dem Vorsitzenden die Versammlung zu schwach besucht schien, einen so wichtigen Beschluß zu fassen.

Im April 1900 wurde in München das Zahnärztliche Institut errichtet unter Leitung von Prof. Berten, dem der Privatdozent Dr. Port und Dr. Walkhoff als Lehrer zur Seite gestellt wurden.

In der Monatsschrift schrieb Adloff „Über den gegenwärtigen Stand unserer Kenntnisse von den Dentitionen". Friedemann veröffentlichte „Physikalische Untersuchungen von 58 Amalgamen". Man vergleiche: 58 verschiedene Sorten standen Friedemann zur Verfügung, eine gleichgroße oder noch größere Zahl gibt es wahrscheinlich außerdem noch, und 50 Jahre vorher machte man die ersten Versuche, Amalgam überhaupt zum Füllen der Zähne zu verwenden. — Port berichtete über „Ersatz des Nasenseptums". Stoppany gab einen „Beitrag zum unmittelbaren Kieferersatze nach Kontinuitätsresektion der Mandibula", worin die bekannte Stoppanysche Schiene empfohlen wird; eine aus Metallblech nach der Kieferform gestanzte Schiene wird an den Kieferstümpfen durch Naht befestigt. — Brubacher berichtet über den Einfluß des Gebisses auf den kranken Magen. Bruck beschreibt einen Fall von Kiefer- und Wangenprothese.

Bücher: Walkhoff, Das sensible Dentin und seine Behandlung; Loos, Der anatomische Bau des Unterkiefers als Grundlage der Extraktionsmechanik; Cohn, Kursus der Zahnheilkunde, 2. Aufl.; Kronfeld, Praktische Zahnheilkunde.

39. Versammlung, 23. bis 24. April 1900 in Berlin.
42. Vereinsjahr 1900/01.

Prof. Partsch sprach „Über seltene Verbreitungswege der von den Zähnen ausgehenden Eiterungen“ und „Über unilokuläre Zysten des Unterkiefers“. Röse hielt Vortrag über „Kapitel aus der Zahnhygiene“, Ad. Witzel „Über die Prüfung der Amalgame mittels der Eosinprobe“, Fenchel über „Zusammensetzung und Verarbeitung von Fenchels Kompositionsamalgam“. W. Herbst demonstrierte Gold-, Glas- und Amalgamfüllungen und verschiedene technische Neuerungen; Lipschitz sprach über Behandlung von Blutungen nach Zahnextraktionen; Witthaus hielt Vortrag über „Modifikation der Robicsekschen Methode, Seitz über Chloräthylnarkosen, Zander über Narkosenstatistik.

Der frühere langjährige Vorsitzende Dr. Klare wird auf Vorschlag Hesses, der den Vorsitz niederlegt, zum Ehrenmitgliede ernannt. Der Vorstand besteht in den nächsten zwei Jahren aus den Herren Miller, Dieck und Römer als Vorsitzenden, Blume und Zimmermann als Kassierern, Albrecht und Köhler als Schriftführern.

In der Monatsschrift lieferte Walkhoff einen sehr beachtenswerten Beitrag: „Der menschliche Unterkiefer im Lichte der Entwicklungsmechanik“. Auf Grund von Röntgenaufnahmen gelangte er zn sehr interessanten Ergebnissen.

Port schrieb über „Die Verwendbarkeit der Röntgenphotographie in der Zahnheilkunde“, Christ über „Operative Eingriffe und Verletzungen während der Schwangerschaft“; in diesem Artikel wird bewiesen, daß die Schwangerschaft kein Grund ist, eine nötige Zahnextraktion zu verschieben. — Treuenfels veröffentlichte „Mikroskopische Untersuchungen über die Resorption der Milchzähne“. Aus diesen Untersuchungen ergibt sich, daß das Resorptionsorgan in der Wurzelhaut des Milchzahnes unter dem Einflusse des wachsenden bleibenden Zahnes entsteht. In der Pulpahöhle vereinigt sich in manchen Fällen das Resorptionsgewebe mit der Pulpa.

Von Büchern aus diesem Jahre sind zu nennen: Parreidt, Zahnheilkunde, ein kurzes Lehrbuch, 3. Aufl.; Sternfeld, Über die sogenannte frühzeitige Extraktion des sechsjährigen

Molaren; Seitz, Die zahnärztliche Narkose; Wedls Pathologie der Zähne; 2. Aufl.; Loos, Bau und Topographie des Alveolarfortsatzes im Oberkiefer.

40. Versammlung, 11. bis 13. April 1901 in Leipzig. 43. Vereinsjahr 1901/02.

Nachdem im vorigen Jahre Prof. Miller zum ersten Vorsitzenden gewählt worden war, entwickelte er eine lebhafte Tätigkeit, um eine größere Tagesordnung und stärkeren Besuch für diese Versammlung zu erzielen. Er wandte sich um Vorträge an Zahnärzte, die als wissenschaftlich strebend bekannt waren, ferner an die Vorstände der Lokalvereine um Werbung neuer Mitglieder für den Zentral-Verein und lud fast alle deutschen und viele ausländische Zahnärzte zur Versammlung ein. Der erstrebte Erfolg blieb nicht aus. Statt etwa 10 bis 12 Vorträge wies die Tagesordnung 42 Vortragende auf, die Zahl der Teilnehmer war 189, eine bis dahin nie erreichte Zahl, und zum Eintritt in den Verein hatten sich 70 Zahnärzte gemeldet, während bis dahin 7 schon viel waren.

Die Versammlung fand im Hörsaale der Anatomie statt. Miller deutete in der Eröffnungsrede an, was er erstrebte: „Wir besitzen im Vereinsbunde eine mehr als die Hälfte aller deutschen Zahnärzte einschließende Organisation, welche nach außenhin in so dankenswerter wie eindringlicher Weise unsere Standesinteressen zu vertreten und zu wahren bestrebt ist, und wenn wir nicht den Eindruck erwecken wollen, als wenn wir die materiellen Interessen des Standes höher stellten als die wissenschaftlichen, so bedürfen wir einer wenigstens annähernd gleichgroßen Vereinigung, welche sich der wissenschaftlichen Aufgaben unseres Faches mit demselben Eifer und Nachdruck widmet, mit denen der Vereinsbund die Standesinteressen wahrnimmt“. . . . „Die Wissenschaft muß in ihrer Entwicklung nicht nur mit den anderen Interessen gleichen Schritt halten, sie muß mehr, sie muß an der Spitze marschieren, und, meine Herren, es wäre für die deutsche Zahnheilkunde ein großes Unglück, wenn sie diese nationale, die Wissenschaft pflegende Vereinigung vernachlässigen würde.“ . . . „Die Nationale Zahnärztliche Vereinigung Amerikas zählt ihre Mitglieder nach

Tausenden. Diejenige Großbritanniens besitzt auch gegen 1000 Mitglieder, und ich sehe keinen Grund, warum wir nach dieser Richtung hin anderen Ländern gegenüber so weit zurückbleiben sollten.“ — Nun, seit 1908 fehlten dem C.-V an 1000 Mitgliedern nicht mehr viel, die Zahl wird nach den schon im April vorliegenden Anmeldungen 1909 überschritten.

Im Vordergrunde der Tagesordnung stand die Porzellanfüllung, worüber Hesse und Oldendorf sprachen. Römer

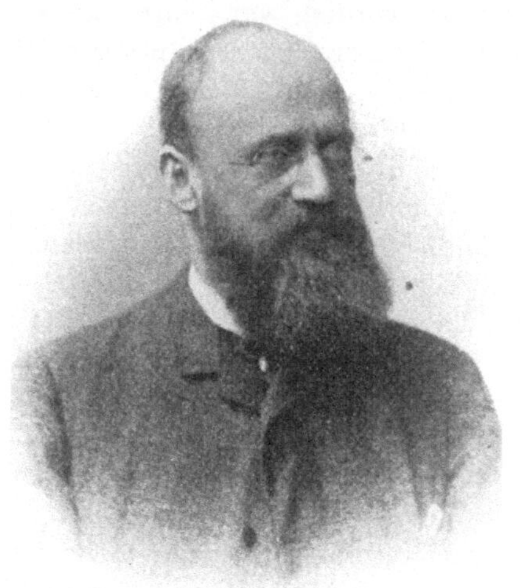

Carl Willi Fricke.

sprach über Replantation, Jessen über zahnhygienische Forderungen; er fordert alle Zahnärzte auf, für die Anstellung von Schulzahnärzten zu wirken und das Verständnis für die Zahnpflege, besonders bei der Jugend zu fördern. — Partsch hielt Vortrag über die chirurgische Regulierung von Zähnen, Preiswerk über „Ein Kapitel der konservierenden Zahnheilkunde“; er hat am Lebenden festgestellt, welche Präparate sich zur Konservierung der in den Wurzelkanälen zurückbleibenden Pulpastümpfe eignen. — Weiser berichtete über „Studien und Beiträge zur Mundhöhlenchirurgie“, Riegner „Über einige Erleichterungen beim Abdrucknehmen“ (Abdruckhalter mit Leisten am Boden, um das Zerlegen des Gipsabdruckes zu erleichtern). Baštýř sprach über die Verwendung der Elektrizität in der Zahnheilkunde, Lepowski demonstrierte Präparate über die Gefäßverteilung in den Zähnen, Karolyi über Alveolarpyorrhöe, Morgenstern über die typischen Inhaltsbestandteile der Dentinkanälchen, Michel über den natürlichen Schutz gegen Karies, Förberg über den Zusammenhang zwischen Bodenbeschaffenheit und Kariesfrequenz, Smreker über Goldfüllungen nach der Methode der Zinngoldfüllungen, Cohn über Veränderungen der Kieferform durch konstanten Druck, Hahl über Erfahrungen mit Resektionsprothesen des Unterkiefers.

In der Mitgliedersitzung wurde Fricke zum Ehrenmitgliede ernannt, Walkhoff erhielt die goldene Medaille.

Dr. med. Carl Wilh. Fricke, Privatdozent in Kiel, leitete eine lange Reihe von Jahren in Kiel eine Poliklinik für Zahn- und Mundkrankheiten. Im Central-Verein war er seit 1867 ordentliches Mitglied, 1889 bis 1891 erster Vorsitzender. Nach seinem Rücktritte von diesem Amte ist er noch immer einer der fleißigsten Besucher der Versammlungen geblieben. Er privatisiert jetzt in Kiel.

Da für die zahlreichen Vorträge bei dem bisherigen Umfange der Monatsschrift nicht genügend Platz zu schaffen war, so beantragte der Schriftleiter in der Leipziger Versammlung einen jährlichen Zuschuß von 1000 M vom Verein, nachdem der Verleger eine Preiserhöhung mit Rücksicht auf die dadurch möglicherweise sich ergebende Abnahme an Abonnenten abgelehnt hatte. Die Versammlung beschloß, nur 500 M, und diese nur auf ein Jahr zu bewilligen; man wollte nächstes Jahr wieder darauf zurückkommen.

In der Monatsschrift schrieb Adloff über überzählige Zähne und ihre Bedeutung, Koch (Chemnitz) über Entfernung von Wurzelresten: Die innerhalb der Alveole abgebrochenen Wurzeln stecken gewöhnlich gar nicht sehr fest darin; es fehlt nur an einer Handhabe, sie zu fassen; diese schafft man sich, indem man in den etwas erweiterten Wurzelkanal eine kleine Schraube (Bügelschraube für Schlüssel-Taschenuhren) einschraubt und diese dann mit einer Zange faßt; das Verfahren wird noch zu wenig gewürdigt.

Ließ beschrieb eine neue Vorrichtung zur Regulierung, wobei die Federkraft wirkungsvoll zur Geltung kommt. Kunert schrieb über die Zahnkaries bei Bäckern und Konditoren; ausgedehnte Untersuchungen haben ergeben, daß weniger der

Mehlstaub (wie man seit Hesses Beobachtung über Bäckerkaries allgemein annahm), sondern vielmehr der Zuckerstaub die Zahnhalskaries verursacht. Miller beschrieb einige seltene Zahnanomalien. Walkhoff berichtete über neue Prinzipien und Methoden zur Beseitigung des Schmerzes beim Ausbohren der Zähne, Brunsmann über das Hinüberwachsen von Zähnen über die Mittellinie, Pfaff über die Methoden und die zunehmende Bedeutung der Regulierungsarbeiten, Miller über Desinfektion von zahnärztlichen Instrumenten mit Seifenspiritus; das Kochen in 2% Sodawasser ist der Einwirkung antiseptischer Flüssigkeiten vorzuziehen. Körbitz erörterte den praktischen Wert des Porzellans als Füllungsmaterial; Fritzsche beschrieb einen Vulkanisator mit eigener Hitzeregulierung (Isothermovulkanisator); Masur schrieb über Porzellanfüllungen nach Jenkins, Riegner „Über das Aufsetzen von Kronen- und Brückenarbeiten und die Halbringkrone", Treuenfels über die Entzündung der interdentalen Zahnfleischpapille.

Miller berichtete über das Vorkommen eines Bakterienhäutchens auf der Oberfläche der Zähne und seine Bedeutung; Black und Williams hatten behauptet, die Karies könne nur dadurch zustande kommen, daß die sich ansiedelnden Bakterien sich mit einem zähen Häutchen umgäben, das ihre Wegspülung verhindere; Miller hat auch ein Bakterienhäutchen gefunden, stellt aber in Abrede, daß es zum Schutze der Bakterien diene, und daß es zum Zustandekommen der Karies nötig wäre.

Seitz brachte weitere Beiträge zur Chloräthylnarkose; nach seiner Statistik kommt bei Bromäther 1 Todesfall auf 8000; bei Chloräthyl erst auf 16000 Narkosen. Die in den Jahren 1902—1906 von Lipschitz ausgeführte Narkosenstatistik des Central-Vereins hat ganz andere Zahlen ergeben (vgl. später). Port berichtete über die Ätherrauschnarkose; man soll 50 g Äther auf die Maske gießen, rasch einatmen lassen unter wenig Luftzutritt und dann zur Operation das Stadium der Analgesie benutzen, das dem Exzitationsstadium vorausgeht. — Fritzsche gab ein neues Verfahren für die Herstellung künstlicher Unterkiefer bekannt; ein Zinnstück von der ungefähren Form des resezierten Kieferstückes wird eingefügt und mit Hilfe daran befestigter Blechstreifen an den

Kieferstumpf angenäht. — Möller berichtete über Nebennierenextrakt in der Zahnheilkunde. Schulhof machte sein Verfahren bekannt, galvanoplastische Gebisse herzustellen; derartige Versuche sind in den folgenden Jahren noch mehrere gemacht worden, aber schon von 1903 an verlautet nichts mehr davon; wer sich je damit befassen möchte, wird gut tun, von der Arbeit Schulhofs auszugehen.

Bücher: Walkhoff, Die normale Histologie menschlicher Zähne einschließlich der mikroskopischen Technik; Bruck, Das Füllen der Zähne mit Porzellan.

41. Versammlung, 4. bis 6. August 1902 in München. 44. Vereinsjahr 1902/03.

Mit dieser Versammlung war eine Ausstellung von pathologisch-anatomischen und anderen zahnärztlichen Lehrmitteln verknüpft, die überaus viel Interessantes und Lehrreiches darbot. In die Präsenzliste hatten sich 333 Teilnehmer eingezeichnet. Unter den ausländischen Besuchern befanden sich zum ersten Male mehrere französische Zahnärzte; Massow, Roy und Claude Martin hielten Vorträge. Aguilar aus Madrid war von der spanischen Regierung gesandt worden, um den Central-Verein zum 14. Internationalen Medizinischen Kongreß in Madrid einzuladen.

Aus der Tagesordnung sei vor allem erwähnt die Narkosenstatistik von Lipschitz, die auf Anregung des Central-Vereins zusammengestellt worden ist und weit günstigere Ergebnisse geliefert hat als die Gurltsche und andere Statistiken. Die Fragebogen sind vom achten Teile der Zahnärzte eingeschickt worden. Die Mortalität stellt sich nach der ersten Statistik des Central-Vereins auf 1 : 14120 für Chloroform, 1 : 31288 für Bromäther, 0 : 46963 für Stickstoffoxydul und 0 : 668 für Chloräthyl. In den folgenden Jahren wird die Statistik fortgesetzt.

Ferner hielt Lipschitz einen Vortrag über Selbstregulierung durch rechtzeitige Extraktion, Birgfeld über eine neue Methode zur Regulierung des vorstehenden Oberkiefers; mit Goldringen werden an den Backzähnen schiefe Ebenen befestigt, durch die der Unterkiefer gezwungen wird, um eine Prämolarenbreite weiter vor zu beißen. — Weiser erörterte die

Dauerhaftigkeit des Brücken-Zahnersatzes, Guttmann (Potsdam) zeigte neue Methoden für Herstellung und Anwendung von Porzellaneinlage- (Schliff-) Füllungen. — G. Preiswerk gab einen Beitrag zur Ätiologie der Karies; Ursache der Zahnkaries sei nicht nur die Erweichung durch Bakteriensäuren, sondern oft auch Desintegration durch Alkalien und durch eiweißlösende Bakterienfermente. — Römer zeigte im Projektionsapparat Präparate zur Alveolarpyorrhöe, Schmelzpräparate, Präparate zur Pulpitis acuta und chronica, zur Periodontitis, zu Granulomen und Zahnwurzelzysten, endlich Präparate von Verwachsungen der Zahnwurzel mit dem Knochen. — Röse sprach über zahnhygienische Forschungen. Machwürth demonstrierte Porzellanfüllungen mit Platinstiften (System Boesch), auch Masur brachte neue Beiträge zur Stiftbefestigung in den Porzellanfüllungen. Michel berichtete von weiteren Untersuchungen über die Schutzfähigkeit des Speichels, Sternfeld zeigte Zahnanomalien und hielt Vortrag über zahnärztliche Literatur und Bibliographie, Walkhoff demonstrierte Röntgenaufnahmen, ferner seine Methode, den Schmerz beim Exkavieren zu vermindern (durch hygroskopische Kokaine unter Zusatz von kohlensauren Alkalien, wobei Kohlensäure in Statu nascendi und Kokain zur Wirkung kommen). Nieriker zeigte die Chloräthylnarkose, Wallenberg die Anwendung einer Nasenmaske beim Chloroformieren. Witthaus demonstrierte die Anwendung des Fuytschen Apparates, die Vitalität eines Zahnes festzustellen (ein kleiner Induktionsapparat), außerdem einen elektrischen Handstücksterilisator und einen Guttaperchawärmer. Masur demonstrierte das Abnehmen von Kronen, die mit einem erweichbaren Zement aufgesetzt waren. Lind zeigte den Sandvigschen Stanzapparat, Schaeffer-Stuckert sprach über Anästhesin Ritsert, Miller hielt Vortrag über die Immunität gegen die Karies der Zähne.

In der Mitgliedersitzung wurde Hesse erneut zum Delegierten bei der Fédération Dentaire Internationale gewählt, die im Jahre 1902 in Stockholm tagen sollte; Röse wurde ihm als Mitglied der Hygienischen Kommission beigeordnet. Neue Mitglieder wurden 130 in den Verein aufgenommen.

Jessen stellte den Antrag, der Central-Verein möge eine Kommission von 3 Mitgliedern einsetzen, die in allen größeren

Städten mit den Lokalvereinen in Verbindung zu treten und mit ihnen bei den betreffenden Gemeindeverwaltungen dahin zu wirken hat, daß die Zahnpflege in den Schulen eingeführt wird, daß zu diesem Behuf ein Schulzahnarzt angestellt und diesem die regelmäßige Untersuchung und Behandlung der Volksschulkinder übertragen wird usw. (folgen die Einzelbestimmungen). Abschnitt 5 der Einzelbestimmungen verlangt: „Gleichzeitig mit der Anstellung von Schulzahnärzten ist bei den Kriegsministerien der einzelnen Bundesstaaten der Antrag einzureichen und zu begründen, daß bei der Armee und Marine einjährig-freiwillige Zahnärzte eingeführt werden.“ Der Antrag wurde angenommen mit der Abänderung, daß statt drei elf Mitglieder der Kommission angehören sollten. Gewählt wurden dazu Miller, Röse, Jessen, Köhler, Hielscher, Schaeffer-Stuckert, Konrad Cohn, Jul. Witzel, Walkhoff, Römer und Riegner. Der Kommission wurden die Einzelbestimmungen in Jessens Antrage als Arbeitsprogramm empfohlen, im übrigen blieb ihr überlassen, über Mittel und Wege zu beraten usw. und im nächsten Jahre Bericht zu erstatten und Vorschläge zu machen.

Der Kassierer des Central-Vereins, Blume, machte den Vorschlag, daß in Anbetracht des guten Standes der Kasse die älteren Mitglieder, da sie schon viel eingezahlt hätten, die Monatsschrift umsonst erhalten sollten. Dem wurde entgegengehalten, daß gerade den jüngeren Mitgliedern eher eine solche Vergünstigung zu gönnen wäre, und die älteren eher in der Lage wären zu bezahlen. Die weitere Aussprache führte zu dem schon 1898 in Eisenach gemachten Vorschlage, daß alle Mitglieder die Monatsschrift umsonst erhalten möchten, wobei natürlich der Jahresbeitrag zu erhöhen wäre. Doch konnte dieses Antrag, da er eine Statutenänderung voraussetzte und deshalb auf der Tagesordnung stehen müßte (was jedoch nicht der Fall war), nicht zur Abstimmung gelangen. Jul. Witzel kündigte ihn für die nächste Versammlung an. Dem Verleger der Monatsschrift wurde empfohlen, vom nächsten Jahrgange ein oder zwei Hefte an alle Mitglieder des Vereins, die noch nicht Abonnenten wären, zur Ansicht zu schicken und von den bisherigen Abonnenten den Bezugsbetrag mit dem zweiten Hefte durch Postnachnahme zu erheben. Der vom Schriftleiter in der vorigen Versammlung beantragte Zuschuß von 1000 Mark jährlich kam nicht zur Sprache, und da 500 Mark nur auf ein Jahr bewilligt waren, so konnte die Monatsschrift eigentlich nicht weiter in dem Umfange des letzten Jahrganges bestehen. Trotzdem enthielt der folgende Jahrgang noch $4^1/_2$ Bogen mehr. Die Verlagshandlung ging zudem über den Rat des Vereins hinaus, indem sie die ersten drei Hefte nicht nur allen Mitgliedern, sondern allen Deutsch redenden Zahnärzten schickte, deren Adressen zu beschaffen waren. Der Erfolg davon ist sehr gering gewesen. Der Verleger hat aber infolge dieser Propaganda und wegen fortgesetzter Vermehrung des Umfanges für den Jahrgang 1903 nicht nur keinen Ertrag von der Zeitschrift gehabt, sondern noch 2000 Mark bar zuschießen müssen.

In der Mitgliedersitzung wurde übrigens noch als sehr notwendig gefordert: „Für die Zukunft sollen die Vortragenden gehalten sein, ihre Vorträge im Vereinsorgan zu veröffentlichen, um ein möglichst vollständiges Bild der Verhandlungen bieten zu können. Referenten anderer Zeitschriften sollen sich dem Vorstande vor den Verhandlungen vorstellen und in ihren Zeitschriften nicht eher ein Referat bringen, als bis die Deutsche Monatsschrift den Bericht gebracht hat.“

Sternfeld beantragte, der Vorstand solle die Herausgabe eines Index zu den bedeutendsten in deutscher Sprache erscheinenden Zeitschriften veranlassen. Es wird beschlossen, daß durch eine von Sternfeld zu kooptierende Kommission ein Kostenvorschlag ausgearbeitet und der nächsten Versammlung vorgelegt werden soll.

In bezug auf die künftige Ausbildung der Zahnärzte wurde folgende Resolution angenommen: „Der Central-Verein Deutscher Zahnärzte betrachtet es als dringend notwendig, daß das Studium der Zahnheilkunde 8 Semester dauert, und daß die ganze Studienzeit an der Universität absolviert werde.“

In den Vorstand wurden die bisherigen Vorsitzenden und Kassierer wiedergewählt, zu Schriftführern wurden Köhler und Schaeffer-Stuckert gewählt.

Im September 1902 starb Rudolph Virchow, der große Gelehrte, den der Central-Verein seit 1889 mit berechtigtem Stolze zu seinen Ehrenmitgliedern zählen durfte.

In der Monatsschrift schrieb Bönnecken über die Behandlung der Pulpagangrän, wobei Königswasser statt der Schwefelsäure zum Auswaschen der Wurzelkanäle empfohlen wird. — Geh. Obermedizinalrat Kirchner macht unter dem Titel „Der Zahnarzt als Hygieniker“ hochwichtige Mitteilungen zum Kapitel „Schulzahnärzte“, Desinfektion der Mundhöhle und über manche andere wichtige Fragen der Hygiene. Kunert veröffentlichte eine sehr interessante Arbeit „Über die Selbstregulierung des Gebisses“ nach Beobachtungen und an der Hand von Modellen aus der Poliklinik für Zahn- und Mundkrankheiten beim Zahnärztlichen Institut der Universität Breslau. Williger schrieb über den sogenannten erschwerten Durchbruch des Weisheitszahnes, Breitung gab einen Beitrag zur Technik der Goldkronen, Pfaff über die Verwendung des Aluminiums, Miller über die Transparenz des Zahnbeins und die Wirkung von Säuren auf den Schmelz, Meder über zahnärztliche Technik bei der Chirurgie der Kieferknochen, P. Schwarze über Artikulation (wobei der Christenssche Artikulator und seine Wirkung beschrieben werden), Schendel über Wachstumsvorgänge am Unterkiefer bei Makroglossie, Miller über die Selbstheilung der Pulpa.

Das vierbändige Handbuch der Zahnheilkunde von Scheff, unter Mitwirkung mehrerer Verfasser, erschien in 2. Aufl., ebenso Greves Diagnostisch-therapeutisches Taschenbuch für Zahnärzte.

42. Versammlung, 3. bis 5. August 1903 in Berlin. 45. Vereinsjahr. 1903/04.

In seiner Eröffnungsrede verbreitet sich Miller über den Nutzen der Fortbildungskurse.

Die in München gewählte Zahnhygienische Kommission von 11 Mitgliedern hat den Gedanken verfolgt, den verwahrlosten Zustand der Zähne im Volke, der durch Untersuchung an 150 000 Schulkindern und 20 000 Soldaten bewiesen ist, durch Einrichtung von Polikliniken zur unentgeltlichen Behandlung armer Schulkinder zu beseitigen. Endgültige Beschlußfassung über die ins Auge gefaßten Pläne sei jedoch noch nicht erfolgt. Die Kosten für die Reise der Mitglieder zu den Sitzungen werden vom Verein nicht vergütet.

Die zahnärztliche Sektion beim Internationalen Medizinischen Kongreß in Madrid wurde einstimmig als die bestorganisierte, bestbesuchte und meistschaffende des ganzen Kongresses anerkannt, obgleich noch manche Mängel zu beklagen waren. Deutschland war bedauerlicherweise zu schwach darin vertreten.

Vorträge hielten in der Versammlung des Central-Vereins: Trauner über die Entwicklung der Dermoide, mit besonderer Berücksichtigung der Zähne, Witthaus über Gebiß- und Gesundheitschronik; jeder Zahnkranke soll ein Büchlein bekommen, worin eine Seite Platz ist für jeden einzelnen Zahn zur Aufzeichnung aller Erkrankungen und Behandlungen das ganze Leben hindurch; auch über Allgemeinerkrankungen können Notizen darin Aufnahme finden. — Röse sprach über Beziehungen der Karies zu den einzelnen Berufsarten und zur Militärtauglichkeit, Landgraf machte kritische Bemerkungen über die Alveolarpyorrhöe. Gerhardt zeigte einen weichen Obturator, der nach dem Prinzip des Schiltskyschen, aber aus noch dünnerem Gummi gemacht war; man gibt eine Holzform des erzielten Guttaperchaabdruckes in eine Gummiwarenfabrik und läßt sich danach den weichen Rachenobturator machen, der mit der Hartkautschukplatte verbunden wird, die das Bereich des harten Gaumens deckt. Daran schloß sich eine Mitteilung von Warnekros über die zweckmäßige Verkleinerung des Süersenschen Obturators. Jessen sprach über die Straßburger Schulzahnklinik, Schröder über prognahte Formen des oberen Gesichts und ihre orthopädische Behandlung, ferner über Anwendung zahnärztlicher Prothetik im Bereiche des Gesichts, Kertsing über leichtabnehmbare Scharnierschienen für Unterkieferbrüche. Berg demonstrierte die rationelle Anfertigung von galvanoplastischen Gebissen, Kronen und Regulierungsarbeiten, Warnekros und Gutzmann zeigten Obturatoren und Kieferverbände, Elander, Körbitz und Schramm Porzellanfüllungen, Noack Paraffin-Wurzelfüllungen, Guttmann Porzellanschliffüllungen, Masur Herstellung von Porzellankronen mit Stiften, Dieck das Füllen mit Schwammgold. Birgfeld führte seinen kleinen elektrischen Ofen in Tätigkeit vor, Port berichtete über die vorbereitenden Schritte zur Herausgabe eines Index der zahnärztlichen

Literatur, Lipschitz über die zweite Narkosenstatistik des Central-Vereins, Miller sprach über die Frage der relativen Immunität im Munde, Schaeffer-Stuckert über Anästhesinpräparate in Verbindung mit Adrenalin, Köhler über die zahnärztliche Behandlung der Geisteskranken.

In der Mitgliedersitzung kam u. a. der schon in Eisenach, Frankfurt und München beratene Antrag zur Annahme (gegen zwei Stimmen), den Mitgliedern die Monatsschrift auf Kosten des Vereins zu liefern und den Jahresbeitrag auf 16 Mark zu erhöhen.

Die Mitgliedersitzung soll künftig immer am ersten, spätestens am zweiten Nachmittag stattfinden.

Port berichtet über die Vorarbeiten zum großen Index, zu denen er bereits 300 M Auslagen gehabt hat. Für die Herausgabe des jährlich erscheinenden Index seien jährlich 600 M nötig. Die ausgelegten 300 M für den großen Index werden nachbewilligt, ebenso werden 600 M für den ersten Jahresindex bewilligt.

Geh. Rat Kirchner und Prof. Hesse werden zu Ehrenmitgliedern ernannt.

Walkhoff empfängt die Glückwünsche des Vereins zu seiner Ernennung zum Dr. med. hon. caus. und zum außerordentlichen Professor.

Der Vorstand wurde beauftragt, das Buch Ritters „Rechte, Pflichten und Kunstfehler in der Zahnheilkunde“ dem Kultusministerium zu übermitteln.

Bezüglich der Zulassung von Berichterstattern für die Tagespresse wird dem Wunsche Ausdruck verliehen, daß künftig die Lokalkomitees für angemessene Teilnahme der Tagespresse an den wissenschaftlichen Verhandlungen Vorsorge treffen möchten.

Neue Mitglieder wurden 88 aufgenommen.

Die Zahl der Zahnärzte im Deutschen Reiche hat sich in den letzten 10 Jahren um 107 % vermehrt; sie ist von 806 auf 1666 gestiegen.

In der Monatsschrift 1904 bis 1906 veröffentlichte Röse wertvolle Arbeiten aus der von Geh. Kommerzienrat Lingner in Dresden vor einigen Jahren gestifteten „Zentralstelle für Zahnhygiene“. Röse hat zahlreiche Untersuchungen der Gebisse bei Schulkindern und bei Soldaten vorgenommen und viele Zahnärzte veranlaßt, nach seinem Plane ebensolche Untersuchungen bei Schulkindern vorzunehmen. Die Bearbeitung des so gewonnenen reichhaltigen Materiales ergab eine Reihe Abhandlungen auf breiter statistischer Grundlage: „Zahnverderbnis und Militärtauglichkeit, Zahnverderbnis und Zensur, Zahnverderbnis und Beruf, Die Zähne der Dalarner und Gotländer, Der günstige Einfluß des harten Brotes auf die Gesunderhaltung der Zähne, Zahnverderbnis und Speichelbeschaffenheit, Wichtigkeit der Mutterbrust für die körperliche und geistige Entwicklung des Menschen usw.

Bock berichtet im Vereinsjahre 1903/04 in der Monatsschrift aus dem Zahnärztlichen Institut zu Breslau über eine schonende Methode zur Entfernung tief abgebrochener Wurzelreste (Benutzung des Meißels), Miller schrieb über die Erosion der Zähne, Ollendorff über Abdrücke (Gips eindringlich empfohlen), Körner über Psychosen nach zahnärztlichen Eingriffen, Partsch über den Zerfall des Zahnmarks.

Von Büchern seien erwähnt: Herbst, Methoden und Neuerungen; Herrenknecht, Über Äthylchlorid und Äthylchloridnarkosen; Jessen, Zahnhygiene in Schule und Haus, Zahnhygiene in Schule und Heer, Jung, Lehrbuch der zahnärztlichen Technik.

43. Versammlung, 24. bis 26. Mai 1904 in Straßburg.
46. Vereinsjahr 1904/05.

In der vorigen Versammlung schloß Jessen seinen Vortrag „Über die städtische Schulzahnklinik in Straßburg" mit folgenden Worten: „Und nun, meine Herren, habe ich das Vergnügen, Sie für das Jahr 1904 zu einer Sitzung in die wunderschöne Stadt Straßburg einzuladen, damit Sie sich persönlich überzeugen können von unserer Tätigkeit in der Schulzahnklinik. Die Stadt Straßburg wird, wie mir Herr Bürgermeister Back mitteilt, es sich zur Ehre anrechnen, im nächsten Jahre die Teilnehmer an der Versammlung des Central-Vereins deutscher Zahnärzte in ihren Mauern zu empfangen."

Mit Rücksicht auf den im August stattfindenden Internationalen Zahnärztlichen Kongreß in St. Louis wurde die Versammlung des Central-Vereins bereits in der Pfingstwoche abgehalten.

Röse hielt Vortrag „Zur Pathologie der Kalkarmut". Port stellte eine Frau vor, der durch ein Unglück der Unterkiefer exartikuliert und zusammen mit den ganzen Weichteilen des Gesichts abgerissen war; Port hat eine Prothese angefertigt, die der Patientin ein besseres Aussehen gibt.

Dieck sprach über „Dentale Neurosen", Senn über Alveolarpyorrhöe, Römer über Wurzelhautzündung, Miller über Immunität gegen die Karies, ferner über die Schutzwirkung des Höllensteins, Kreisschulinspektor Motz über „Schulzahnklinik und Schule", Hirschfeld über Erfolge mit Porzellanfüllungen, Herrenknecht stellte den Wert der sogenannten Mundwässer in Frage, Machwürth demonstrierte fugenlose Gold- und Platinkronen mit eingebrannten Porzellanfacetten, Rosenberg sprach nach einer Demonstration „Über Adrenalin-Kokain zur Dentinanästhesie".

Der Jahresbeitrag der Mitglieder an den Verein ist jetzt nicht mehr von August zu August, sondern für das Kalenderjahr bestimmt.

Zu den Herstellungskosten des großen und des Jahres-Index wurden Prof. Port diesmal 1000 M bewilligt. Der Unterstützungskasse wurden 200 M überwiesen.

Prof. Sachs beantragte, den Delegierten zum Kongreß in St. Louis, Prof. Miller, zu beauftragen, den 5. Internationalen Zahnärztlichen Kongreß nach Berlin einzuladen. Walkhoff machte darauf aufmerksam, daß das Jahr 1909 das Jubiläumsjahr des 50jährigen Bestehens des Central-Vereins sei und deshalb diese Jahresversammlung besonders gefeiert zu werden verdiene; vielleicht könne der Kongreß mit dieser Feier vereinbart werden. Der Antrag, den Kongreß auf 1909 einzuladen, wurde angenommen.

Neue Mitglieder wurden 72 aufgenommen.

Die Versammlung war schwach besucht; das Lokalkomitee hatte auf etwa 300 Teilnehmer gerechnet und durfte den Umständen nach auf so viel rechnen. Statt dessen waren es noch nicht 200. Der Bericht über die Versammlung in der Monatsschrift schließt daher mit einem Appell an die Mitglieder des Vereins, sie möchten in ihren Verpflichtungen gegen die

Allgemeinheit nicht so gleichgültig sein. Zum ersten Male war der Central-Verein offiziell Gast der Stadt; und der Lokalverein wie der Landesverein hatten sich große materielle Opfer auferlegt, um die Kollegen zu empfangen und zu bewirten. Die Jahresversammlung zu besuchen, sollte in dem Jahresprogramm eines jeden Kollegen stehen.

Im Vereinsorgan machte Ollendorff sein Gußverfahren bekannt. Die bisherigen Versuche, Metallplatten zu gießen, beschränkten sich auf den Gebrauch des Aluminiums, des Zinns und einiger Legierungen dieser Metalle mit geringen Mengen anderer. Ollendorff aber zeigte, wie man auch Platten und Brücken aus Gold und dessen Legierungen gießen kann. Kunert berichtete über das Redressement forcé, Schaeffer-Stuckert über das Paranephrin in Verbindung mit Lokalanaestheticis, Meder über Beiträge zur Kieferprothese, Glogau empfahl in einer „Kritik unserer Goldfüllungspräparate" das Höpfnersche Sammetgold. Meder berichtete über Nasenprothesen und lieferte Beiträge zur Diagnostik vermittelst der Röntgenphotographie. Luniatschek schrieb über den „Dolor post extractionem" und über das „Paraffin als Wurzelfüllungsmaterial". Braun beschrieb die Technik der Kokain-Suprarenin-Anästhesie, wobei besonders die Leitungsanästhesie im Unterkiefer zu beachten ist. E. Herbst schrieb über „Reziproke Kraftanwendung, ihre Bedeutung für die Gesichtsorthopädie und die bisher erfundenen Apparate", Williger über die Aktinomykose in der Armee, Kunert über Wurzelresektion, Miller über die präventive Behandlung der Zähne, ferner über „Pathologische Prozesse an den Zähnen außerhalb der Mundhöhle", Port über Gips, Hentze über Hasenscharte und Wolfsrachen und deren Behandlung.

Von Büchern sind zu nennen: Miller, Lehrbuch der konservierenden Zahlheilkunde, 3. Auflage; Parreidt, Handbuch der Zahnersatzkunde, 3. Auflage; Preiswerk, Lehrbuch und Atlas der Zahnheilkunde; Kümmel, Zahnarzt und Arbeiterschutz; Kleinmann, Rezepttaschenbuch, 4. Auflage; Wallisch, Leitfaden der zahntechnischen Metallarbeit.

44. Versammlung, 4. bis 6. August 1905 in Hannover.
47. Vereinsjahr 1905/06.

Miller ermahnt in der Eröffnungsrede wieder zu regerer Beteiligung am Vereinsleben. Es ist bekannt, welch große Vorteile daraus entstehen, daß Kollegen durch die Versammlungen miteinander in Berührung gebracht werden und sich gegenseitig von einem mehr kollegialischen Standpunkte aus beurteilen lernen, abgesehen von den Anregungen zu Studien und Forschungen, die in Beratungen gegeben werden. Miller hofft, daß die Zeit kommen wird, wo jeder würdige deutsche Zahnarzt Mitglied des Central-Vereins sein und durch ihn sich kräftig an der Hebung und Förderung unseres Standes betätigen wird. Er teilt sodann mit, daß in St. Louis bei dem Internationalen Zahnärztlichen Kongreß auch die „Fédération Dentaire Internationale" neu begründet worden sei, wobei der Vorsitzende des Centrals-Vereins, Prof. Miller, zum Präsidenten gewählt worden ist. Sie wurde mit der Befugnis betraut, Ort und Datum der internationalen zahnärztlichen Kongresse zu bestimmen und 5 Mitglieder zu ernennen, die in Verbindung mit 10 von der einladenden Korporation zu ernennenden Zahnärzten die vorbereitenden Schritte für den nächstfolgenden Kongreß einzuleiten haben. Außerdem hat die Fédération internationale Kommissionen für Zahnhygiene, Unterricht usw. ins Leben gerufen.

Sodann beklagte Prof. Miller den Zustand des Berliner Zahnärztlichen Instituts. Man rede bald 25 Jahre davon, daß ein neues Institut errichtet werden solle; „doch das alte Gebäude steht, trotzdem die königliche Baukommission keine Garantie für die Tragfähigkeit der morschen Balken weiter übernehmen will". . . . „Wir brauchen an deutschen Universitäten, unter allen Umständen aber in unserer Haupt- nnd Residenzstadt, eine zahnärztliche Lehranstalt, die der Würde eines wichtigen, auffallend leistungsfähigen Berufs in einem hochentwickelten Kulturstaat entspricht, und nicht eine solche, derentwegen man sich den ausländischen Kollegen gegenüber schämen muß."

Dieck zeigte mikrophotographische Aufnahmen von Knochen- und Zahnpräparaten, die er bei ultraviolettem Lichte gewonnen hatte, und die die Einzelheiten deutlicher, z. T. anders erkennen lassen als die gewöhnlichen Photogramme. Walkhoff sprach über die Theorien der Kinnbildung, Partsch über die Aufklappung der Schleimhautbedeckung der Kiefer, Kleinsorgen über „Degeneration der Hartgebilde des Körpers und Ernährungshygiene", Schröder über „Pulpa und Anästhetika", Rosenberg über Injektionsanästhesie, Heitmüller über das Verschlucken von künstlichen Gebissen, Riegner über „Ästhetisches aus der zahnärztlichen Praxis", Cohn über den Einfluß der Sproßpilze auf die Eiterungen im Munde. Miller kritisierte einige neuere Theorien der Zahnkaries. Röse sprach über Gesichtsform und Zahnkaries, ferner über Zahnverderbnis und Speichelbeschaffenheit, Jul. Witzel über die Stauungshyperämie nach Bier und ihre Anwendung als Heilmittel in der Zahnheilkunde. Lipschitz berichtete über die dritte Narkosenstatistik des Central-Vereins. Römer hielt Vortrag über „Erbringung des Beweises, daß die Tomesschen Dentinfasern identisch sind mit den von Kölliker zuerst beschriebenen Dentinkanälchen, d. h. daß sie nicht nur den Inhalt der Köllikerschen Dentinkanälchen darstellen, sondern Inhalt und Neumannsche Scheide". Im Anschluß daran hielt Leo Fleischmann Vortrag „Zur Existenz der Neumannschen Scheiden und Tomesschen Fasern". Frohmann berichtete über Morphologie, Biologie und Chemie der in kariösen Zähnen vorkommenden Bakterien. E. Herbst sprach über Regulierapparate, Kunert über Kieferregulierungen, Schröder über künstliche Deformation des Gebisses; er zeigte außerdem eine Resektionsschiene aus Hartgummi, die fertig bezogen werden kann. Mamlok sprach über Porzellankronen, Pape demonstrierte die hydraulische Presse nach Eichentopf, Albrecht gab Beiträge zur Nasenprothese, Rudolph zeigte seine Amalgamwage und besprach die Ursachen der Formveränderung der Amalgame und deren Beseitigung, Ollendorff demonstrierte seine Gußmethode, Kirchhoff sprach über die Herbstsche Kapselbrücke.

Röse erhielt die goldene Medaille als Anerkennung seiner hervorragenden wissenschaftlichen Leistungen.

Zum ersten Male begehrte eine Zahnärztin in den Verein aufgenommen zu werden. Es wurde beschlossen, die Zahnärztinnen als gleichberechtigt mit den Zahnärzten zu betrachten.

Wie im vorigen Jahre wurden wieder 200 M für die Unterstützungskasse, 1000 M für den Index bewilligt mit dem Anheimgeben, daß künftig nicht jedes Jahr, sondern nur alle zwei Jahre ein Index erscheinen soll.

In der Monatsschrift veröffentlichte Röse als Ergebnis seiner großen statistischen Erhebungen einen Beitrag über „Die Verbreitung der Zahnverderbnis in Deutschland und den angrenzenden Ländern“. Das gesamte Material der Centralstelle für Zahnhygiene, die die Untersuchung ins Werk gesetzt hatte, beläuft sich auf 220737 Gebisse an Lebenden. Die Zahnverderbnis schwankt zwischen 72 und 100 Prozent, die Durchschnittszahl der erkrankten Zähne zwischen 2,5 und 12,6, der durchschnittliche Prozentsatz der kranken Zähne zwischen 10,5 und 51,2.

R. Parreidt trat an der Hand reichlicher Literatur dafür ein, daß der so sehr gefürchtete krankmachende Einfluß des Durchbruches der Milchzähne auf den Organismus des Kindes nicht existiert, sondern nur eingebildet ist und auf Aberglauben beruht. Er faßte die Ergebnisse seiner Darlegungen in folgenden Sätzen zusammen: „Die Zahnung ist als solche niemals imstande, schädigend auf den Organismus des Kindes einzuwirken. Ein an sich gesundes Kind wird daher seine Zähne stets ohne die geringsten Beschwerden bekommen. Treten während des Zahnens Störungen auf, so lassen sie sich auf diagnostizierbare Krankheiten zurückführen, die auch aufgetreten wären, wenn das Kind nicht gerade zahnte. Jede sogenannte erschwerte Zahnung ist die Folge einer Allgemeinerkrankung, nicht die Ursache, und wird verschwinden, sobald diese beseitigt ist.

Masur schrieb über Wurzelresektion, Euler über einen Fall von tuberkulösem Granulom. Ciezyński berichtete aus der klinischen Abteilung des Zahnärztlichen Instituts in München über lokale Anästhesie, mit spezieller Berücksichtigung von Alypin und Novokain. Das Novokain verdient den Verzug, weil es sechsmal weniger giftig ist als das Kokain. G. Fischer vergleicht Kokain, Nirwanin, Tropakokain, Stovain und Novokain miteinander und kommt gleichfalls zu dem Ergebnis, daß das Novokain den Vorzug verdient. Er setzt der Injektionsflüssigkeit eine Spur Thymol (0,033 auf 50,0) zu, um sie vor Zersetzung zu bewahren; vom Nebennierenextrakt benutzt er sehr wenig (1—2 Tropfen einer Lösung 1:5000 auf 1 ccm Novokainlösung). Röse berichtet über die Rückbildung der seitlichen Schneidezähne des Oberkiefers und der Weisheitszähne; reichhaltige Statistik ergibt, daß die Rückbildung der seitlichen Schneidezähne auf stammesgeschichtlichen Ursachen und nicht auf ungünstigen räumlichen Verhältnissen beruht. Miller erörtert die Frage der Nützlichkeit der Bakterien des Verdauungstraktus. Schröder berichtet über die Verwendung der Aspirationstechnik in der Zahnheilkunde und bildet geeignete Apparate dazu ab. Luniatschek schrieb über Ursachen und Formen der Zahnretention, Busch über allgemeine Betäubung und lokale Anästhesie; er kommt zu dem Ergebnis, daß die allgemeine Narkose sehr zurücktreten kann, die lokale Anästhesie ist in den meisten Fällen bei weitem vorzuziehen. — Fischer schrieb ferner über die chirurgische Wurzelbehandlung: Maxillotomie und Wurzelresektion; er erläuterte die Operation durch schematische Zeichnungen.

In den letzten Jahren ist der Zahnersatz und die Regulierungstechnik ganz bedeutend modifiziert und gefördert worden, so daß der Praktiker sich sehr bemühen muß, wenn er den Fortschritten folgen will. Nach Lehrbüchern in dieser Richtung ist daher ziemlich starke Nachfrage, freilich ist auch das Angebot groß. Im Jahre 1906 erschienen: Detzner, Praktische Darstellung der Zahnersatzkunde, 3. Auflage; Preiswerk, Lehrbuch und Atlas der zahnärztlichen Technik, Parreidt, Handbuch der Zahnersatzkunde, 4. Auflage; Jung, Lehrbuch der zahnärztlichen Technik, 3. Auflage; Müller, Atlas und Lehrbuch der Metalltechnik, 2. Auflage; Jung, Leitfagen der Zahn- und Kieferkorrektur; Herbst, Anleitung zur Gesichtsorthopädie, 2. Auflage; Pfaff, Lehrbuch der Orthodontie; Heber, Behandlung der Unregelmäßigkeiten; Heber gründete überdies eine besondere Zeitschrift für Orthodontie. — Von anderen Büchern erschienen: Cohn, Kursus der Zahnheilkunde, 3. Auflage; Braun, Die Lokalanästhesie; Kaposi und Port, Die Chirurgie der Mundhöhle.

Am 12. Juli 1906 starb Adolph Witzel.

Adolph Witzel, Dr. med. und außerordentlicher Professor, war 1847 geboren, studierte 1866—1868 Zahnheilkunde in Berlin und praktizierte, nachdem er das Staatsexamen gemacht hatte, in Essen. 1882—1884 unterbrach er die Praxis, um in Heidelberg Medizin zu studieren, er promovierte zum Dr. med. 1891, und habilitierte sich bald darauf in Jena als Privatdozent; 1896 wurde er außerordentlicher Professor. Im Winter 1899 erlitt er eine akute Herzerweiterung, die

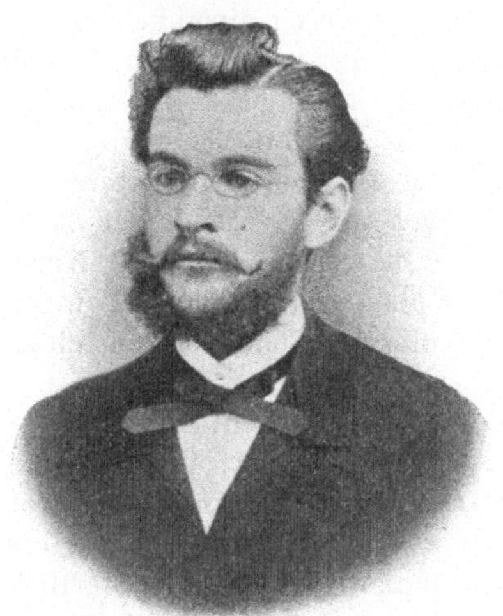

Adolf Witzel.
geb. 1847, gest. 1906.

ihn nötigte, das Lehramt niederzulegen. Er lebte seitdem in Bonn und widmete sich nur noch einer kleinen Praxis. In seinem Testament hat er dem Central-Verein 10000 M ausgesetzt, deren Zinsen zur wissenschaftlichen Förderung der Zahnheilkunde verwendet werden sollen. Außer den Büchern über die Behandlung pulpakranker Zähne und über Amalgam hat Witzel an die 50 Beiträge über andere Gegenstände der praktischen Zahnheilkunde veröffentlicht. Der Central-Verein wußte sein Wirken zu schätzen und verlieh ihm 1887 die goldene Medaille.

45. Versammlung, 4. bis 6. August 1906 in Dresden.

48. Vereinsjahr 1906/07.

Von den Vorträgen verdient hervorgeboben zu werden der von Kunert über Brückenarbeiten nach dem Gußverfahren, mit Schraubenbefestigung. Lipschitz berichtete über die Narkosenstatistik, vorläufig zum letzen Male. Nach dem Gesamtergebnis der 4 Statistiken beträgt die Mortalität für Chloroform 1:40914, für Bromäther 1:116867, für Stickstoffoxydul 0:64510, für Chloräthyl 0:3045. Die Anwendung von Bromäther hatte bei den deutschen Zahnärzten im Jahre 1901 ihren Höhepunkt erreicht, Chloräthyl 1904, Stickstoffoxydul geht dauernd zurück. Im Jahre 1905 wurden alle Narkotika seltener angewendet, weil Kokain oder Novokain mit Nebennierenextrakt häufiger angewendet wurden, und diese Lokalanästhesie die allgemeine Betäubung in hohem Maße entbehrlich macht. Der beträchtliche Unterschied zwischen der Statistik des Central-Vereins Deutscher Zahnärzte und der Gurltschen dürfte beweisen, daß die Narkosen bei zahnärztlichen Operationen von bedeutend weniger Todesfällen begleitet sind als die bei den größeren chirurgischen Operationen.

Sodann hielten Vorträge: Landgraf über Prinzipien in der Lehre der Alveolarpyorrhöe, Walkhoff über eine neue Therapie der Wurzelhautentzündung und ihrer Folgezustände, besonders des Alveolarabszesses; es handelt sich um die Anwendung der Chlorphenolkampfers zum Sterilisieren der Wurzelkanäle und zum Durchspritzen durch das Foramen in den Abszeß. Weiter sprach Walkhoff über neuere diluviale Kieferfunde in der Krapinahöhle, Sachse berichtete über einen Fall von operativ geheilter seitlicher Wurzelperforation, Ganzer über die physiologische Injektion zum Studium der Histogenese des Zahnschmelzes, Aeyräpää über prothetische Behandlung der Pharynxstrikturen, Körbitz über das Wachstum des Unterkiefers in seinen Beziehungen zum Aufbau des bleibenden Gebisses, Schaeffer-Stuckert über die Technik bei der Lokalanästhesie. Kirk (aus Philadelphia) lieferte einen Beitrag über die Semiologie des Speichels, Morgenstern demonstrierte „Einige überraschende zahnhistologische Tatsachen“, Pfaff „Interessante Fälle von Zahnregulierungen“.

Die Unterstützungskasse erhielt diesmal 300 M, ebensoviel die Sterbekasse. Der Index 1846—1902 ist so weit gediehen, daß sein Erscheinen demnächst in Aussicht steht. Es wurden wiederum 1000 M zu den Herstellungskosten bewilligt. Die Jahresbeiträge der Vereinsmitglieder werden künftig von der Verlagshandlung der Monatsschrift durch Nachnahme jedes Jahr im Februar eingezogen.

Konrad Cohn erstattete Bericht über die aus 11 Mitgliedern bestehende, in München 1902 gewählte Zahnhygienische Kommission, worin er mitteilte, daß Geh. Kommerzienrat Lingner in Dresden eine Schulzahnklinik mit 11 Operationsstühlen zweckmäßig eingerichtet habe, die nun der Stadt Dresden übergeben werden solle; die Stadt hat jedoch bis jetzt das Unternehmen nicht fortgeführt. Die Mitglieder des Vereins wurden eingeladen zur Besichtigung der Klinik, und sie sprachen sich sehr anerkennend darüber aus. Lingner gab seiner Freude über das gelungene Werk Ausdruck durch ein Fest, das er den Teilnehmern der Versammlung in seinem Schlosse gab.

Cohn berichtete weiter, es sei wertlos und schädlich, von einer Zentralstation aus an alle Stadtverwaltungen um Schulzahnkliniken zu petitionieren. Ehe man an eine Behörde herantrete, müsse sie gut informiert und überzeugt sein, daß die Zahnklinik für die Gesundheit absolut notwendig sei. Für die Zahnhygienische Kommission sei dennoch ein großes Arbeitsfeld gegeben. Sie solle die Zentralstelle sein, wo die bestehenden und noch zu gründenden Schulzahnkliniken ihre Erfahrungen austauschen, und von wo die Ergebnisse weiter ausgetauscht werden. Es soll u. a. von der Kommission eine mustergültige populäre Schrift herausgegeben werden für die Förderung der Zahnhygiene bei den Schulkindern.

Da Prof. Miller Deutschland leider zu verlassen beabsichtigt, legt er den Vorsitz nieder. Der zweite Vorsitzende, Dieck, sprach ihm den wärmsten Dank des Vereins aus für seine außerordentlich fruchtbringende Wirksamkeit, für seine unermüdliche Hingebung an die Interessen des Vereins. Mit lebhaftem Beifall wurde der Antrag Diecks, Miller zum Ehrenmitgliede zu ernennen, angenommen.

In den Vorstand wurden gewählt: Walkhoff, Dieck, Jul. Parreidt als Vorsitzende, Köhler und Schaeffer-Stuckert als Schriftführer, Blume und Zimmermann als Kassierer.

Im Oktober 1906 starb Prof. Hesse.

Friedrich Louis Hesse, Dr. med., außerordentlicher Professor in Leipzig, war am 7. Dezember 1849 geboren, besuchte das Gymnasium zum Heiligen Kreuz in Dresden, studierte von 1868 an Medizin in Leipzig, machte 1870/71 den Krieg mit, studierte weiter, bestand 1874 die ärztliche Staatsprüfung, promovierte 1875 und habilitierte sich 1877 als Privatdozent für Anatomie an der Leipziger Universität, wo er schon seit 1873 Asstistent und seit 1875 Prosektor war. 1880—1882 studierte er in New York Zahnheilkunde, graduierte zum D. D. S. und machte dann in Leipzig das Staatsexamen als Zahnarzt. An der Universität Leipzig lehrte er nun Zahnheilkunde, und am

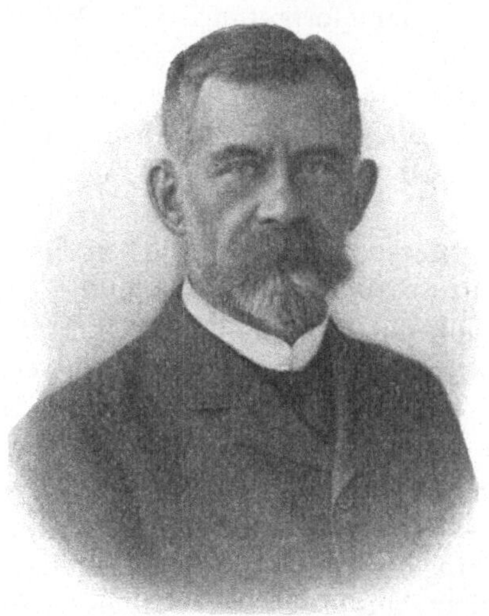

Friedr. Louis Hesse.
geb. 1849, gest. 1906.

16. Oktober 1884 eröffnete er als außerordentlicher Professor das erste zahnärztliche Universitätsinstitut in Deutschland. Im Central-Verein Deutscher Zahnärzte wurde Hesse 1891 erster Vorsitzender. Als solcher hat er den Verein während der kritischen Zeit geleitet, wo sich der Vereinsbund entwickelte und selbständig machte, während Hesse dessen Abhängigkeit vom Central-Verein festhalten wollte, um dem Central-Verein die Führerrolle hinsichtlich der Standesangelegenheiten ebenso wie in wissenschaftlicher Beziehung zu sichern. Hesse machte sich dadurch viele Zahnärzte zu Gegnern. Die Entwicklung ging einen andern Weg. 1900 schied Hesse aus dem Vorstand aus, 1903 wurde er zum Ehrenmitgliede ernannt. In den folgenden Jahren hatte er noch große Verdrießlichkeiten durchzumachen. Seit längerer Zeit bekämpfte er solche Ärzte, die sich als Spezialärzte für Zahn- und Mundkrankheiten bezeichneten, ohne als Zahnärzte approbiert zu sein. Im Herbst 1905

griff er sie ganz besonders scharf an, und es entwickelte sich ein Kampf, der Hesse die Ehrenmitgliedschaft mehrerer zahnärztlicher Vereine und ganz besonderen Dank und Anerkennung der Zahnärzte eintrug, der ihn aber auf der anderen Seite den schmählichsten Kränkungen aussetzte. Ein schweres Nervenleiden, das sich bei ihm im Laufe des Jahres 1906 entwickelte, veranlaßte ihn, seinem Leben ein Ziel zu setzen.

Dem Jahrgang 1907 der Monatsschrift schickte der Schriftleiter Jul. Parreidt aus Anlaß des 25jährigen Bestehens des Vereinsorgans als Monatsschrift ein Vorwort voraus, worin die Geschichte des Vereinsorgans kurz skizziert wird.

In der Monatsschrift erschienen ferner: Dependorf, „Infektiöse Osteomyelitis des Unterkiefers“, Miller, „Die Behandlung des empfindlichen Zahnbeins mit besonderer Berücksichtigung des Druckverfahrens“.

Williger lieferte eine bemerkenswerte Arbeit „Über die Einwirkung pathologischer Reize auf die Odontoblasten menschlicher Zähne, nebst einigen Bemerkungen über die sogenannte Weilsche Schicht“. Metz schrieb über „Die Narkose in der Zahnheilkunde“ und suchte zu beweisen, daß sie kaum noch nötig sei, da wir ein erfolgreiches Verfahren der Lokalanästhesie haben. Bruck und Sachs schrieben über Silikatzemente, E. Herbst über Prognathie und Progenie, Adloff „Über Formveränderung von Zähnen infolge mechanischer Einflüsse“, Dependorf „Über den Saugprozeß und Saugapparat bei Säuglingen“.

Die Anwendung des Induktionsstromes zum Nachweis, ob in einem Zahne die Pulpa noch lebt oder abgestorben ist, führt sich allgemeiner ein. Im Märzheft finden sich zwei Beiträge über den Gegenstand, Hesse (aus dem Zahnärztlichen Institut in Breslau) „Über den Nachweis des Lebenszustandes der Pulpa unversehrt aussehender Zähne“ und Frohmann „Moderne diagnostische Methoden für die Erkrankungen der Pulpa und ihrer Ausgänge“, und im Juniheft: Hamburger, „Der Induktionsstrom in der täglichen Praxis“. Über Orthodontie schreiben Trost und Körbitz.

Die von Buckley beim 4. Internationalen Zahnärztlichen Kongreß 1904 in St. Louis empfohlene Desinfektion der Wurzelkanäle mit Trikresol-Formalin hat in Deutschland von Escher in der Zahnärztlichen Wochenschrift, von Lartschneider, Scheuer und anderen in der Österr.-Ung. Vierteljahresschr. Fürsprecher gefunden; in der Zeitschrift des Central-Vereins traten R. Parreidt und Hoever warm dafür ein.

Fischer gab eine Abhandlung über die Anästhesie im Dienste der Entzündungstherapie, Riha schrieb ausführlich „Über die Zwillingszähne". Kunstmann brachte die Kochsche Wurzelschraube in empfehlende Erinnerung, R. Parreidt schilderte die Barlowsche Krankheit, die zwar von Zahnärzten nur ausnahmsweise beobachtet wird, die aber unser Interesse wegen der dabei auftretenden Zahnfleischblutungen in Anspruch nimmt.

46. Versammlung, 8. bis 11. Mai 1907 in Hamburg. 49. Vereinsjahr 1907/08.

Die Versammlung, die am Himmelfahrtstage eröffnet wurde, war zahlreicher besucht als alle früheren; in die Anwesenheitsliste waren 318 Zahnärzte eingezeichnet (außerdem waren 119 Damen anwesend). Da der Zahnärztliche Verein zu Hamburg sein 50jähriges Bestehen feierte, gab er den Mitgliedern des Central-Vereins ein Fest, und der Senat der Stadt Hamburg hatte alle 437 Teilnehmer zu einem Festessen mit Ball ins Uhlenhorster Fährhaus eingeladen. Das Programm der Versammlung enthielt 51 Vortragende mit 71 Vorträgen und Demonstrationen. Damit womöglich alle Redner zum Worte kommen konnten, wurden gleichzeitig in zwei Sälen des Hamburger Logenhauses Sitzungen gehalten. Den ersten Vortrag hielt Geh. Rat Miller, der einige Wochen nach der Versammlung Deutschland verlassen hat und bald darauf in Ann-Arbor gestorben ist.

W. D. Miller, D. D. S., Dr. phil. et med. et sc., außerordentlicher Professor, Geheimer Medizinalrat, ist am 1. Oktober 1853 bei Alexandria (Ohio) geboren; er wohnte bis zu seinem 13. Jahre auf dem Lande. Später studierte er an der Hochschule Newark (Ohio) und dann in Ann-Arbor, wo er 1875 als Baccalaureus artium graduierte. 1875—1876 studierte er auf der Universität Edinburg Physik, Chemie und angewandte Mathematik, 1876/77 in Berlin unter Kirchhoff, Wangerin und Helmholtz. Dann wendete er sich der Zahnheilkunde zu und studierte 1877/79 in Philadelphia, wo er am Dental Department der University of Pennsylvania zum D. D. S. graduierte. Im April 1879 kam er wieder nach Deutschland und praktizierte als Assistent bei Dr. Abbot, während er zugleich an den Universitätsinstituten arbeitete unter Fritsch, Zopf, Liebreich, du Bois-Reymond u. a. Als das Zahnärztliche Institut an der Universität Berlin 1884 errichtet wurde, wurde Miller, der die Approbation als Zahnarzt erhalten hatte, Lehrer am Institut und Vorsteher der Abteilung für die konservierende Zahnheilkunde, mit dem Titel Professor. 1888 promovierte er zum Dr. med., und 1892 wurde er zum außerordentlichen Professor ernannt. In Amerika erhielt er den ehrenden Titel eines Dr. of Science. Beim 4. Internationalen Zahnärztlichen Kongreß in St. Louis bekam er den Preis für die beste Arbeit.

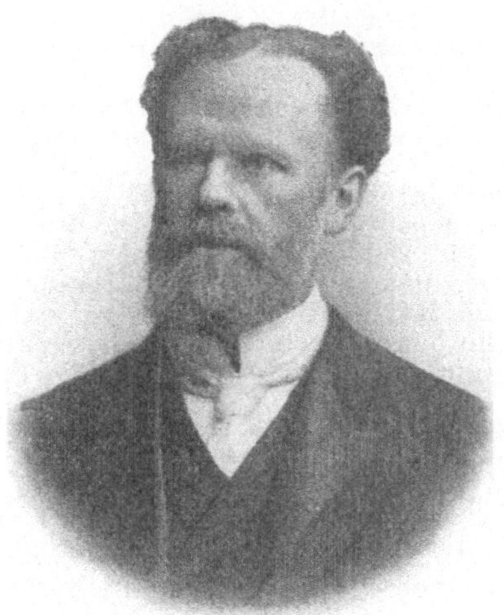

W. D. Miller.
geb. 1853, gest. 1907.

Leider sah sich Miller 1906 veranlaßt, seine Stellung am Zahnärztlichen Institut in Berlin aufzugeben und 1907 einem Rufe nach Amerika zu folgen. Bei seinem Rücktritt vom Lehramt in Berlin erhielt er den Titel Geheimer Medizinalrat, der erste Zahnarzt, der diesen Titel bekommen hat. Doch kaum in Amerika angekommen, starb er an einer Blinddarmentzündung am 29. Juli 1907, betrauert von allen Zahnärzten der Welt. Von seinen in der ganzen Welt hochgeschätzten wissenschaftlichen Werken ist das 1889 erschienene Buch über die Mikroorganismen der Mundhöhle das bedeutendste. Die Theorie der Zahnkaries, die Miller begründet hat, beruht auf Feststellung unumstößlicher Tatsachen. Mikroorganismen sind die Ursache der Gärung in den Fissuren, an den Berührungsflächen und an den bukkalen Flächen, überhaupt überall an den Zähnen, wo mechanische Einwirkung durch Abreibung beim Kauen oder durch die Zahnbürste nicht genügend zur Wirkung kommt. Durch die Gährung wird Säure erzeugt, und diese bewirkt die Entkalkung der harten Zahngewebe. 1896 erschien sodann das Lehrbuch der konservierenden Zahnheilkunde. Zahlreiche (etwa 170) Arbeiten in deutschen, amerikanischen und englischen Fachzeitschriften über die verschiedensten Gegenstände der Zahnheilkunde zeigen, mit welcher Gründlichkeit und Klarheit Miller alles, was er angriff, bearbeitete. 1907 schrieb er noch eine ausführliche Arbeit über den Zahnschwund, worin er die Ergebnisse jahrelanger mühsamer Versuche und sorgfältiger Beobachtungen niedergelegt und damit das Wesen des Zahnschwundes so hell beleuchtet hat, daß alle die vagen und einander widersprechenden Behauptungen über das Leiden, die bis dahin aufgestellt waren, verstummen mußten. Wie das Wesen der Karies, so war durch diese Arbeit auch die Natur des Zahnschwundes durch Miller klar dargestellt worden.

In den Central-Verein ließ sich Miller 1894 aufnehmen, 1898 bekam er die Goldene Medaille des Vereins, in demselben Jahre wurde er auch zum zweiten Vorsitzenden gewählt, 1900 zum ersten. Als solchem gelang es ihm, dem Central-Verein große Bedeutung zu verschaffen, indem in den 6 Jahren seiner Amtsführung die Mitgliederzahl des Vereins von 200 auf 700 anwuchs. Sein Rücktritt wurde allgemein bedauert, und er wurde zum Ehrenmitgliede des Vereins ernannt. Wie hoch Miller überall geschätzt wurde, geht u. a. aus der einen Tatsache hervor, daß er in nicht weniger als 37 zahnärztlichen Vereinigungen des In- und Auslandes Ehrenmitglied war.

Der Vortrag Millers nach der Eröffnung der Versammlung in Hamburg behandelte die Ausbildung des Zahnarztes. Da 1907 in Paris ein Stomatologenkongreß geplant war, zu dem den Zahnärzten, die nicht zugleich auch Doktoren der Medizin waren, der Zutritt versagt wurde, und in Budapest beim Internationalen Medizinischen Kongreß 1909 in der Sektion Stomatologie gleichfalls nur solche Zahnärzte zugelassen werden sollen, die zugleich Vollmediziner sind, so machte Miller im Vortrage den Stomatologen den Vorwurf der Undankbarkeit, da die zahnärztliche Wissenschaft (ohne die die Stomatologen ja ganz undenkbar sind) eine Schöpfung des Zahnarztes, nicht des Stomatologen sei, und der Stomatolog dem Zahnarzt zu danken habe für die Kenntnisse in der zahnärztlichen Praxis, die er etwa besitzen möge. Des weiteren suchte Miller nachzuweisen, daß für den Zahnarzt wohl gleiche Schulbildung wie für den Arzt erwünscht wäre, daß er auch die medizinischen Hilfswissenschaften nötig hätte, daß es für ihn aber überflüssig sei, in allen medizinischen Spezialitäten geprüft zu werden. Im Gegenteil würden die übrigen Spezialisten der Medizin mit der Zeit auch erkennen müssen, daß eine einigermaßen gründliche Ausbildung in allen Zweigen der medizinischen Wissenschaften, selbst wenn dem Studierenden 20 Semester zur Verfügung ständen, unerreichbar sei, und daß es besser wäre, diejenigen Fächer, die ihnen bei der Ausübung ihres Berufes von besonderer Bedeutung seien, gründlich zu beherrschen, als sämtliche Fächer nur oberflächlich.

G. Preiswerk sprach über die Rolle des Zwischenkiefers bei der Entstehung von Zahn- und Kieferanomalien, Sachs über „Separator und Matrize“, Mamlock über die Ergebnisse zehnjähriger Erfahrung mit Porzellan. Römer zeigte im Projektionsapparate sehr schöne, aufklärende Präparate, ca. 90 Mikrophotographien über die verschiedenen Formen der Pulpaentzündung. Im Anschluß daran hielt Hentze Vortrag über die Behandlung infizierter Pulpen; er empfahl die konservierende Behandlung in allen Fällen, wo sich irgend Aussicht auf Erfolg bietet. Sandblom besprach die Präparation von Wurzeln für die Kronen- und Brückenarbeit, wobei er besonders die Notwendigkeit der Berührungspunkte hervorhob. Dependorf hielt Vortrag über die Phosphornekrose der Kiefer, Erich Schmidt über „Goldfüllungsmethode“ (mit Zementverdrängung), Bruhn über Befestigung lose gewordener Stiftzähne, Andresen über Sterilisierung komplizierter Instrumente, Hinrichsen über aseptische Metallhülsen für die Handstücke der Bohrmaschine. Fritzsche berichtete über die operative Behandlung der Stellungsanomalien; er hat das Redressement forcé in ausgedehntestem Maße geübt; sogar bei hochgradiger Prognathie hat er 8 Zähne mit der Zange weit nach hinten geschoben und sie durch einen Retentionsbügel am Platze erhalten. Über Zahnregulierungen sprachen dann Wolpe, Robert Richter, Heydenhauß, Körbitz, Pfaff und E. Herbst. Kleinsorgen erörterte manche Widersprüche zwischen den Ergebnissen der mikroskopischen und bakteriologischen Forschung und den Gesetzen der Biologie und bezeichnete den Subkalzismus als Hauptursache der Zahnkaries. In prophylaktischer Beziehung empfahl er außer kalkreicher Nahrung, besonders gegen Caries incipiens oder microscopica, die Ölpolitur. Miller zeigte im Projektionsapparat Präparate von Zahnschwund an Tierzähnen und wies nach, wie alle derartigen Fälle sich mechanisch erklären lassen. Fischer demonstrierte Präparate über die feinere Anatomie der Wurzelkanäle; außer dem eigentlichen Zahnkanale mit dem Foramen dentale an der Wurzelspitze kommen oft noch verästelte kleine Seitenkanäle vor, woraus sich ergibt, daß für die nicht extrahierbaren feinsten Wurzelfäden durch Desinfektions- oder Konservierungsmittel gesorgt werden muß. Hauptmeyer zeigte Kieferschienenverbände, besonders die Zinnscharnierschiene. Wolff berichtete über neue physiologische Untersuchungen bezüglich des Adrenalins in Verbindung mit β-Eukain und Stovain; eine Mischung dieser drei Stoffe ist unter dem Namen Andolin bekannt, ihre Wirkung wurde mit der von Kokain-Adrenalin verglichen. Apffelstädt stellte ein Kind mit Kiefererersatz vor. Kirchner beschrieb die Herstellung von gleichmäßig dicken Kautschukplatten, die zwischen ganz dünnen Zinnplatten vulkanisiert werden. Addicks sprach über Kronen- und Brückenarbeiten, W. Herbst demonstrierte die Kapselbrücke und das Löten im Munde, zeigte einen Lippenschützer u. a. m. Fryd führte an einem Patienten die Wurzelspitzenresektion aus und stellte noch andere Patienten vor. Frohmann zeigte eine Kautschukbügelbrücke, Ziegel die Herstellung von Richmondkronen nach Sandbloms Verfahren.

In der Mitgliedersitzung wurde die gerichtliche Eintragung des Vereins beschlossen. Aus diesem Anlaß mußte die sonst alle zwei Jahre stattfindende Vorstandswahl bereits nach einjähriger Amtszeit des Vorstandes vorgenommen werden. Der im vorigen Jahre gewählte Vorstand wurde wiedergewählt (Walkhoff, Dieck, Parreidt als Vorsitzende, Köhler und Schaefer-Stuckert als Schriftführer, Blume und Zimmermann als Kassierer). Rechtsvertreter für den Verein sind der jeweilige erste Vorsitzende und der erste Schriftführer.

Neue Mitglieder wurden 100 aufgenommen. Für Vorarbeiten zum 5. Internationalen Zahnärztlichen Kongreß im August 1909 in Berlin wurden 3000 M bewilligt.

Von großer Bedeutung war ein Antrag auf Kündigung des Vertrages mit dem bisherigen Verleger der Monatsschrift. Nachdem der Verein vor 34 Jahren seine Zeitschrift, die „Deutsche Vierteljahrsschrift für Zahnheilkunde", an die Firma Arthur Felix abgetreten hatte, die zugleich den „Zahnarzt" deshalb eingehen ließ, war die Vierteljahrschhrift 1883 in eine Monatsschrift umgewandelt worden, die Eigentum von Arthur

Felix war. Der Verleger ist bemüht gewesen, das Ansehen der Zeitschrift hoch zu halten, und hat weit mehr geleistet, als er durch den Vertrag mit dem Verein verpflichtet war. Trotzdem wünschte man bessere Bedingungen. Kirchner hatte, unter Mitwirkung Röses, einen Antrag eingebracht, dahin gehend, daß der Verein seine Zeitschrift auf eigene Rechnung herausgeben sollte. Bereits in der Versammlung 1906 in Dresden hatte Adloff beantragt, der Verein möchte mit dem Verleger einen neuen Vertrag vereinbaren. Zu dem Zwecke war eine Kommission gewählt worden, bestehend aus den drei Vorsitzenden des Vereins sowie dem Kassierer und ferner den Herren Adloff, Cohn und Frohmann. Diese Kommission hatte nun auch über den Antrag Kirchners als den weitestgehenden mit zu beraten. Sie kam zu dem Beschluß, daß mit Rücksicht auf die starke Inanspruchnahme der Vereinskasse durch den bevorstehenden Internationalen Kongreß der Verein das Risiko des Selbstverlages nicht übernehmen könne, und daß es deswegen in den nächsten drei Jahren noch in der bisherigen Weise gehen solle. In der Mitgliedersitzung änderte Kirchner nun seinen Antrag dahin ab, daß er vorschlug, den Vertrag mit Arthur Felix zu kündigen und der voriges Jahr zur Vereinbarung eines neuen Vertrages gewählten Kommission aufzugeben, in Verhandlung mit Arthur Felix oder einem andern Verleger einzutreten, um einen dem Verein günstigeren Vertrag zu erzielen. Dieser Antrag wurde nach längerer Beratung angenommen. Kirchner wurde noch in die Kommission hineingewählt. Auf Veranlassung von Kommissionsmitgliedern sind dann in den nächsten Monaten von vier Verlegern verschiedene Vertragsentwürfe eingereicht worden, von denen der auf die Bemühungen Frohmanns hin von Herrn Julius Springer in Berlin vorgelegte angenommen wurde. Herr Springer hat darauf das Verlagseigentum von der Firma Arthur Felix käuflich erworben und gibt nun das Vereinsorgan unter dem bisherigen Titel in etwas größerem Format, besserer Ausstattung und mit dem Umfange von 60 Bogen im Jahrgange heraus. Im Buchhandel kostet der Jahrgang von 1908 an 16 M jährlich; der Verein bezieht für seine sämtlichen ordentlichen und außerordentlichen Mitglieder die Monatsschrift zum Preise von 8 M das Exemplar jährlich.

Der Jahrgang 1908 enthält im ersten Halbjahr einen höchst wertvollen Beitrag von Röse über Erdsalzarmut und Entartung, worin, gestützt auf überaus reichliches statistisches Material und zahlreiche mühsame Untersuchungen und Experimente nach allen Seiten hin, betrachtet wird als abhängig von der Erdsalzarmut die Zahnverderbnis, die Militärtauglichkeit, die Stillungsfähigkeit der Frauen, die Rachitis usw.; den Schluß bildet eine Betrachtung über die Bekämpfung der Erdsalzarmut.

Hockenjos berichtet über einen Fall von geheiltem Noma des weichen Gaumens und Verschluß des entstandenen Defektes durch einen Obturator nach Stoppany. Peckert beleuchtet die Schwierigkeiten bei der Extraktion der Wurzeln des zweiten unteren Mahlzahnes und macht sehr beachtenswerte Vorschläge, sie zu überwinden.

Die Reichsregierung hat den Entwurf eines Gesetzes betreffend „die Ausübung der Heilkunde durch nicht approbierte Personen“ veröffentlicht. R. Parreidt kritisierte den Entwurf im Aprilheft der Monatsschrift und machte einige Vorschläge zur Verbesserung.

Rumpel empfiehlt besonders zu Kronen- und Brückenarbeiten, aber auch an Plattengebissen Röhrenzähne, deren Wert nicht genügend bekannt ist.

Im Jahre 1907 sind mehrere Lehrstühle an Zahnärztlichen Instituten der deutschen Hochschulen neu besetzt worden. In Berlin traten die Professoren Busch, Miller, Warnekros und Albrecht zurück; an ihre Stelle kamen Williger, Dieck und Schröder. An Schröders Stelle in Greifswald habilitierte sich Guido Fischer. In Leipzig war im Oktober 1906 F. Hesse gestorben. An seine Stelle trat Dependorf; ein zweiter Lehrstuhl in Leipzig (für Zahnprothese und Orthodontie) wurde durch W. Pfaff besetzt. An Stelle Dependorfs habilitierte sich in Jena G. Hesse. Zu Geheimen Medizinalräten wurden außer Miller noch ernannt Partsch in Breslau und Busch und Warnekros in Berlin. — Sämtliche hier genannten Hochschullehrer (außer Busch) sowie auch alle übrigen (Berten, Walkhoff und Meder in München, Port, Peckert und Euler in Heidelberg, Römer in Straßburg, Heitmüller in Göttingen, Körner in Halle, Michel in Würzburg, Riegner und Bruck in Breslau, Döbbelin in Königsberg, Hentze in Kiel, Reich in Marburg, Eichler in Bonn, Herrenknecht in Freiburg, Reinmöller in Rostock, Apffelstädt in Münster) sind Mitglieder des Central-Vereins.

Das Januarheft des Vereinsorgans 1908 erschien in schönerer Ausstattung und in dem stattlichen Umfange von 5 Bogen. Vorausgeschickt war dem Texte die Liste der Mitglieder (800), von jetzt ab mit genauer Angabe der Adressen.

47. Versammlung, 28. bis 30. Mai 1908 in Köln.
50. Vereinsjahr 1908/09.

Wie 1907 so wurde auch 1908 die Versammlung am Himfahrtstage eröffnet. Sie war von 213 Teilnehmern besucht. Bereits am 27. Mai hatte eine Vorstandssitzung stattgefunden. In der Regel hat sich jedes Jahr nur eine Vorstandssitzung nötig gemacht; sie ist immer am Tage vor der öffentlichen Versammlung des Vereins abgehalten worden. Nur ausnahmsweise haben (unter Klares, Sauers und Walkhoffs Vorsitz) auch mitten im Jahre Sitzungen einberufen werden müssen, z. B. einmal nach Magdeburg, einmal nach Erfurt, nach Leipzig, München usw.

Am 27. Mai tagte auch das Organisationskomitee für den 5 Internationalen Zahnärztlichen Kongreß; am 30. Mai hatte das Komitee eine gemeinschaftliche Beratung mit dem Berliner Lokalkomitee und mit den Vorständen der Sektionen. Der Vorsitzende des Central-Vereins, Walkhoff, ist Vorsitzender des Organisationskomitees für den Kongreß und wird wahrscheinlich auch den Kongreß eröffnen und als Präsident leiten.

Otto Walkhoff, a. o. Professor in der medizinischen Fakultät der Universität in München und Leiter der Abteilung für konservierende Zahnheilkunde am Zahnärztlichen Institut in München, Dr. phil. et med., Hofzahnarzt und Hofrat, ist 1860 in Braunschweig geboren, widmete sich dem Studium der Zahnheilkunde in Berlin und erhielt 1881 die Approbation als Zahnarzt, worauf er Assistent bei Prof. C. Sauer wurde. Von 1885 an war er als praktischer Zahnarzt in Braunschweig tätig; hier erhielt er den Titel Hofzahnarzt vom Prinzen Albrecht von Preußen, Regenten des Herzogtums Braunschweig. 1897 promovierte Walkhoff an der Universität Erlangen zum Dr. phil., 1901 erhielt er die Hälfte des Herbstpreises für seine Arbeit „Das sensible Dentin und seine Behandlung", Braunschweig 1899. Im Jahre 1900 siedelte er nach München über, um am neuerrichteten

Zahnärztlichen Institut der Universität die Leitung der Abteilung für konservierende Zahnheilkunde zu übernehmen; 1901 erhielt er den Titel Professor, 1903 wurde er zum Dr. med. hon. caus. und zum außerordentlichen Professor ernannt, 1907 erhielt er den Titel Hofrat. Im Organ des Central-Vereins hat Walkhoff eine große Zahl Arbeiten veröffentlicht; außerdem gab er heraus: 1. Die antiseptische Behandlung der Pulpakrankheiten, Leipzig 1886; 2. Die Unregelmäßigkeiten in den Zahnstellungen, Leipzig 1891; 3. Die normale Histologie der menschlichen Zähne, Leipzig 1901; 3. Der

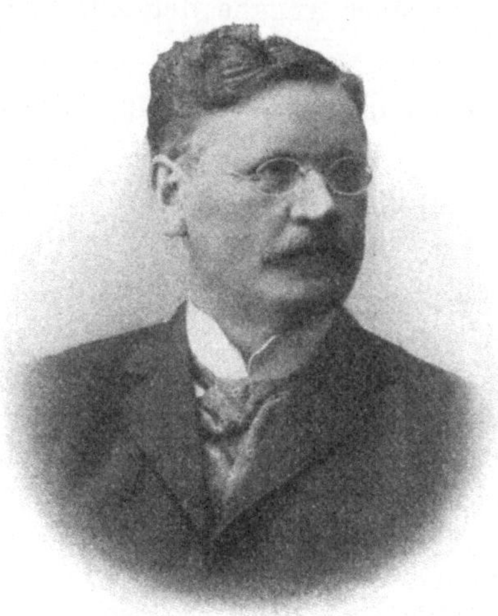

Otto Walkhoff.

Unterkiefer der Anthropomorphen und des Menschen in seiner funktionellen Entwicklung und Gestalt (4. Lieferung von Selenkas Werk „Menschenaffen", 1001); 4. Die diluvialen menschlichen Knochenreste in Belgien und Bonn in ihrer strukturellen Anordnung und Bedeutung für die Anthropologie, 1902; 5. Pathologie und Therapie der Pulpakrankheiten (in Scheffs Handbuch 1903). In den Central-Verein trat Walkhoff 1883 ein; 1906 wurde er, nach dem Rücktritt Millers, zum ersten Vorsitzenden des Vereins gewählt. In dieser Stellung hat er sich mit Erfolg bemüht, den Verein in den ihm von Miller gewiesenen Bahnen zu erhalten.

Walkhoff hatte bei der Eröffnung der Versammlung in Köln des großen Verlustes zu gedenken, den die Zahnheilkunde im vergangenen Jahre durch das Hinscheiden Millers erlitten hat. Walkhoff meint, mit dem Namen Miller werde man in der Geschichte der Zahnheilkunde, ähnlich wie mit

Fauchard, voraussichtlich den Beginn einer neuen Epoche bezeichnen, nämlich die der konservierenden Behandlung der Zähne auf wissenschaftlicher Grundlage.

Des weiteren weist Walkhoff hin auf das bevorstehende 50jährige Stiftungsfest des Central-Vereins und auf den damit verbundenen 5. Internationalen Zahnärztlichen Kongreß in Berlin, für dessen Gelingen jeder tüchtige Zahnarzt mitwirken muß.

Michel hält Vortrag über „Lippen-, Wangen- und Zungendruck“ und meint, daß dieser Druck auf die Zähne nicht erheblich sein könne. C. Birgfeld spricht über Zahnregulierungen, wobei er Verbesserungen der schiefen Ebene zeigt. Kantorowicz hat über „Die Rolle des Leukozytenfermentes beim Zerfall der Pulpa“ Untersuchungen angestellt und gefunden, daß 1. in jeder entzündeten Pulpa Leukozytenferment gefunden wird, daß 2. die Bakterien nicht die Ursache des Zerfalles sind und 3., daß die Pulpa im Leukozytenferment zerfällt.

Augenarzt Dr. Jung aus Köln teilte zwei Fälle aus der Praxis mit, welche bewiesen, daß es unter Umständen falsch sein kann, die Ursache von Zahnschmerzen in den Zähnen zu suchen, selbst wenn diese krank sind; der Krankheitsherd kann weit entfernt von der Stelle liegen, wo der Schmerz gefühlt wird. In dem einen Falle war die Ursache ein Rachenfibrom, das durch Druck auf den dritten Ast des Trigeminus die mehrmonatigen Zahnschmerzen unterhalten hatte. Im zweiten Falle hatte der Zahnarzt nach und nach fast alle Zähne des Oberkiefers entfernt, ohne die Zahnschmerzen dadurch zu beseitigen; es stellte sich eine Augenmuskellähmung ein als Zeichen von Lues. Eine luetische basale Meningitis hatte durch Druck auf den Trigeminus die Zahnschmerzen und später die Augenmuskellähmung verursacht.

Dependorf besprach „Die Behandlung septisch gangränös zerfallener Pulpen“, in der Absicht, die abweichenden Ansichten zur Unterstützung und Ergänzung des Buckleyschen Verfahrens zu einigen und eine einheitliche Behandlungsmethode vorzuschlagen. Diese besteht in der Benutzung der antiseptischen, chemischen und mechanischen Behandlung der Wurzelkanäle. Als wichtigster Grundsatz gilt die Vermeidung des Sondierens der Wurzelkanäle, solange deren Inhalt nicht durch eine antiseptische Einlage seine schädlichen Eigenschaften möglichst eingebüßt hat. Bei Wurzelhautentzündung ist jedoch vorher der Zahn frei offen zu lassen, bis der Schmerz aufgehört hat. Nach dem ersten antiseptischen Verschluß erfordert die Weiterbehandlung 1. schrittweises Vorgehen in der Reinigung der Wurzelkanäle unter Vermeidung des Durchstoßens durch das Foramen; 2. trichterförmige oberflächliche Vertiefung der Kanaleingänge nach Austrocknung; 3. wiederholte Einlage in die Kanäle selbst; 4. vollständige Ausräumung der Wurzelkanäle ohne Verletzung der Wurzelhaut; 5. Ausfüllung der gereinigten Kanäle mit einer weichen Paste. — Bei chronischer Periodontitis ist, wenn antiseptisch-chemisch-mechanische Behandlung nicht zum Ziele führt, die chirurgische zu empfehlen.

Über diese hielt Kersting Vortrag. Durch Schnitt und Meißeln oder Fräsen wird der periapikale Entzündungsherd bloßgelegt und alles Schlechte mit scharfen Löffeln oder Fräsen entfernt. Zuvor wird jedoch der Kanal gehörig desinfiziert und mit Zement gefüllt.

Kleinsorgen sprach über das „Zahnbürsten“, wobei er betonte, daß das übliche summarische Bürsten dem Zwecke nicht entspricht, sondern daß jeder Zahn für sich gebürstet werden muß. Dieck führte eine große Anzahl Lichtbilder vor aus dem Gebiete der Zahnhistologie, wobei die Objekte durch Photographie mit gewöhnlichem und ultraviolettem Lichte zur Anschauung gebracht wurden. Römer demonstrierte mittels mikrophotographischer Diapositive die pathologisch-anatomischen Veränderungen bei der Alveolarpyorrhöe, wobei sich ergab, daß der eigentümliche Knochenschwund der Alveolenwand durch eine Art lokaler Osteomalacie bedingt ist. Wolpe demonstrierte durch den Projektionsapparat die Behandlung einiger Regulierfälle. Reinmöller sprach über „Die Anästhesie bei Operationen in der Mundhöhle“, wobei er zu dem Ergebnis kam, daß die Inhalationsanästhesie in der Zahnheilkunde fast ganz entbehrlich geworden ist durch die Injektionsanästhesie. Luniatschek verwendete sich besonders für das „Renoformkokaingemisch bei der Anästhesierung ganzer Nervenstämme“. Den Oberkiefer kann man anästhetisch machen durch Injektion an drei Stellen: 1. über dem Weisheitszahne (möglichst an der distal-palatinalen Fläche), 2. am Foramen infraorbitale und

3. oberhalb des mittleren Schneidezahnes. Eine Unterkieferhälfte anästhesiert man durch Injektion am Eintritte des Unterkiefernerven auf der Zungenseite des aufsteigenden Astes, wobei man 1 cm über dem Alveolarfortsatze einsticht und die Nadel schräg nach oben richtet. Zugleich soll man am Foramen mentale und im Gebiete der Schneidezähne injizieren. Bei Wurzelspitzenresektionen oder bei Ausmeißelungen ist es geraten, auch noch örtlich einzuspritzen.

Nachdem in den Jahren 1900 bis 1905 die Porzellanfüllungen stark in Aufnahme gekommen waren, kam man auf den Gedanken, in ähnlicher Weise wie Porzellan auch Gold in Form von Einlagefüllungen zu verwenden; die Goldfüllungen eignen sich besonders für große Höhlen in Backzähnen. Das Eingießen des Goldes in die kleinen Hohlformen gelingt jedoch nicht immer ganz. Solbrig konstruierte deshalb eine Zange, in deren Enden eine Vorrichtung angebracht war, die es ermöglichte, das geschmolzene Gold unter dem Drucke von Wasserdampf, der aus angefeuchtetem Asbest entwickelt wurde, in die Hohlform zu pressen. Riechelmann berichtete in der Monatsschrift über Solbrigs Verfahren. Nun lag es nahe, so wie die kleinen Goldeinlagen auch Goldbrücken mit Hilfe des Dampfdruckes zu gießen. Zu diesem Zwecke mußte die Zange durch eine Hebelpresse ersetzt werden. Riechelmann führte eine solche von ihm konstruierte Gußpresse bei der Versammlung in Köln vor. Sachs demonstrierte das Gußverfahren zur Herstellung von Brücken und Platten mit Hilfe der Solbrig-Platschikschen Gußpresse, denn auch Solbrig hatte seine Zange durch eine Hebelpresse ersetzt. Einen anderen Apparat hat Jameson angegeben, den Mamlock vorzeigte, und ein viertes Verfahren des Brücken- und Plattengusses (Federdruck) zeigte Silbermann.

Fryd sprach „Über die Skrofulose der Kiefer“, Kleinsorgen versuchte, seine für Caries incipiens eingeführte Fettherapie auch zur Verwendung bei der Wurzelbehandlung als geeignet zu beleuchten. Hasse hielt Vortrag „Über die Parabel der Silberzinnamalgame“, wobei er besonders über eingehende physikalische Untersuchungen der sogenannten Blackamalgame berichtete. Caspari berichtete über „Experimentelle Untersuchungen über die Widerstandsfähigkeit der

Porzellanzähne im allgemeinen und der bekanntesten Zahnfabrikate im besonderen". Zielinsky verbreitete sich „Über Wachstum der Zähne und Kiefer und ihre Beziehungen zur Kaufunktion" an der Hand zahlreicher Lichtbilder entwicklungsgeschichtlicher Natur sowie von Schädeln und Gipsmodellen. Er kam zu dem Ergebnis, daß zwischen dem Wachstum der Zähne und Kiefer und der Kaufunktion ein bestimmtes wechselseitiges Verhältnis besteht; die Zähne machen während ihres Wachstums die Gestalt der Kiefer von sich abhängig. Wie indessen die Gestalt der Kiefer und ihre Stellung zueinander ausfällt, ob harmonisch oder nicht, das ist abhängig von der Intensität, Dauer und Art ihrer funktionellen Inanspruchnahme. Körbitz hielt Vortrag über „Die Technik der Bißverschiebung", E. Herbst über „Die Anomalien der Zahnstellung beim Mundatmer", Apffelstädt über sein Kastenystem der Brückenarbeit, Albrecht (Frankfurt) „Über die Ursachen der Adhäsion des Goldes und Herstellung vom starkem Blattgold", Bein über der geraden Wurzelheber und Mohr über Mundpflegemittel.

Sodann wurde demonstriert, außer dem Gießverfahren, von Viggo Andresen ein Sterilisierapparat, von Diemer ein Befeuchter für die Schleifmaschine u. a. m.

In der Mitgliedersitzung wurden 87 neue Mitglieder aufgenommen.

Schon bei Lebzeiten Millers wurde ihm zu Ehren eine Sammlung zu einer Millerstiftung veranstaltet, die gegen 7000 M ergab (die Deutsche Millerstiftung.) Bei der Versammlung der Fédération Dentaire Internationale 1907 unmittelbar nach Millers Tode wurde eine Sammlung von Röse beantragt und von der Fédération genehmigt zu einer Internationalen Millerstiftung. Die Deutsche Millerstiftung wird verwendet zur Schaffung eines Millerpreises, indem von den Zinsen für die beste Leistung auf dem Gebiete der wissenschaftlichen oder praktischen Zahnheilkunde jährlich, oder gegebenen Falles mit Überschlagung eines Jahres, an einen deutschen Zahnarzt ein Preis verliehen wird. Kuratorium der Stiftung ist der jeweilige Vorstand des Central-Vereins.

Für die Adolf Witzel-Stiftung wurden die beiden ersten Vorsitzenden des Vereins, z. Z. Walkhoff und Dieck, ferner Carl Witzel, Sachs und Römer als Kuratoren ernannt

Für die Lehrmittelsammlung in Berlin und für die Unterstützungskasse Deutscher Zahnärzte (Vorsitzender, nach Millers Rücktritt, Lipschitz) wurden je 300 M bewilligt. Zur Fertigstellung des großen Index wurden Herrn Prof. Port 3000 M bewilligt, in der Voraussicht, daß das Werk bis zur Feier des 50jährigen Bestehens des Central-Vereins fertig wird.

Der Vereinsbund hat den zum Bunde gehörigen Vereinen die Verpflichtung auferlegt, ein Vereins-Ehrengericht zu bilden. Demgemäß hatte auch der Central-Verein die Mitglieder seines Ehrengerichts zu wählen (Mex, Zimmermann, Höxbroe, Williger, Guttmann).

Von den Arbeiten in der Vereinszeitschrift ragen die aus der Poliklinik für Zahn- und Mundkrankheiten in Breslau, wie schon mehrere Male auch in diesem Jahre hervor. Riesenfeld schrieb „Über die systematische Extraktion der sechsjährigen Molaren“. Nachdem die Orthodontie die Notwendigkeit betont hat, den ersten Mahlzahn unter allen Umständen zu erhalten, zeigte Riesenfeld, daß durch Ausziehen der ersten Mahlzähne, wenn es geschieht, nachdem die zweiten Mahlzähne in Artikulation getreten sind, doch große Vorteile zu erzielen sind, nämlich gute Artikulation bei Vermeidung von Dichtstand, indem die Zwölfjahrmolaren etwas nach vorn und die Prämolaren nach hinten rücken, ohne daß eine weitere Behandlung nötig wäre. Riesenfeld schrieb ferner über „Dentes emboliformes“, Jaehn schrieb ausführlich über Aktinomykose des Mundes unter besonderer Berücksichtigung ihrer Beziehungen zu den Zähnen, Partsch über „Zunge und Gebiß“.

Ernst Schuster (aus dem Zahnärztlichen Institut in Leipzig) berichtete über Untersuchungen bezüglich der Herkunft des Epithels im Zahnwurzelzysten. Grawitz hat bestritten, daß dieses Epithel seinen Ursprung nehme aus embryonalen Epithelzellen, die von der Schmelzentwicklung her als Überbleibsel in der Wurzelhaut eingebettet bleiben; er nimmt für die epitheliale Auskleidung der Wurzelzysten das Mundschleimhautepithel in Anspruch. Schuster hat einige Beobachtungen gemacht, die für die Richtigkeit der Grawitzschen Auffassung sprechen. Kehr schrieb über Entstehung und Behandlung der Wurzelgranulome und Wurzelzysten, ferner über Dermoidzysten im Ovarium. Eckermann hat eine eigentümliche Theorie des Verschwindens des seitlichen oberen Schneidezahnes aufgestellt. Er meint, der Eckzahn bilde sich allmählich zu einem Schneidezahn um, um an die Stelle des jetzigen seitlichen Schneidezahnes zu treten; inzwischen bilde sich der erste Bicuspis zur Eckzahnform um und ersetze dann den nach vorn gewanderten Eckzahn. In diesem Sinne spricht Eckermann von einem „Eckzahnproblem und der prämolaren Wanderung". Röse schilderte die Wirkung der Gaumen- und Schlundmuskulatur bei gespaltenem Gaumen und bestritt besonders die Richtigkeit der Ansicht Passavants, daß der M. pharyng. sup. einschnürende Wirkung auf die Seiten des Gaumensegels ausübe. Dagegen gibt Röse zu, daß der sogenannte Passavantsche Wulst hauptsächlich durch Kontraktion des obersten Teiles des Constrictor pharyng. sup. (also des M. pterygo-pharyngeus) entsteht; das scharfe Hervortreten des Wulstes werde aber durch die gleichzeitige Wirkung der Längsmuskulatur, insbesondere des Stylo-pharyngeus, wesentlich begünstigt. Weiter schrieb Röse über „Kupferamalgam" und über „Die mittlere Durchbruchszeit der bleibenden Zähne". — Im Jahrgange 1909 befinden sich noch wertvolle Beiträge von Fryd (System der Erkrankungen der Alveolarfortsätze und des Zahnfleisches), Paul (Zur Kenntnis der fusiformen Bazillen und Zahnspirochäten), Stein (Luetische Defekte des weichen Gaumens), Richter (Die Konstruktion des menschlichen Gebisses und Gesichtsschädels), Klein (Schulzahnklinik und Schulzahnarzt), Paul (Worauf begründet sich die heutige Serumtherapie?), Preiswerk (Trigeminusneuralgien dentalen Ursprungs), Hahn (Über moderne Syphilisforschung), Landgraf (Intradentärer Blutdruck), Franke (Folgen nicht sachgemäßer Behandlung einer Wurzelhautentzündung), Struck (Anomalien), Williger (Abänderungen und Neuerungen am Instrumentarium), Rawitzer (Chemie der Silikatzemente), Trueb (Größenverhältnisse des Cavum pulpae nach Altersstufen), Bünte und Moral (Retention eines Mahlzahnes), Fischer (Mikroskopische Untersuchung über den Durchbruch der bleibenden Zähne), Adloff (Differenzierung des Primatengebißes), Zilkens (Bericht über das erste Jahr der Schulzahnklinik in Cöln), Sachse (Gingivitis hypertrophica).

Da nach der Vergrößerung des Umfanges der Monatsschrift Beiträge größeren Umfanges Aufnahme gefunden haben, ist es noch nicht möglich gewesen, auch alle beachtenswerten Arbeiten der gesamten zahnärztlichen Journal-Literatur in Auszügen zu berücksichtigen. Der Wunsch nach Vollständigkeit der Auszüge wird aber allgemein empfunden und wird voraussichtlich künftig erfüllt werden können.

Von Büchern erschienen im 50. Jahre des Central-Vereins: Adloff „Das Gebiß des Menschen und der Anthropomorphen“, Brandt, Chirurgie für Zahnärzte, Cohn, Kursus der Zahnheilkunde, 4. Auflage, de Terra, Repetitorium der Zahnheilkunde, 2. Auflage, Karl Witzel, Entwicklung der Zähne und Kiefer beim Menschen, Evans, Kronen- und Brückenarbeiten (Übersetzung von Werkenthin), Angle, Behandlung der Okklusionsanomalien (Übersetzung der 7. Auflage), Dieck, Millers Lehrbuch der konservierenden Zahnheilkunde 4. Auflage, G. Preiswerk, Lehrbuch und Atlas der Zahnheilkunde, 2. Auflage, u. v. a.; Reinmöller, Das dentale Empyem, Fritzsche, Porzellanfüllungen und deren Imitationen, Mayrhofer, Behandlung der gangränösen Pulpa, Biberfeld, Arzneimittellehre für Studierende der Zahnheilkunde und Zahnärzte, Pfaff, Lehrbuch der Orthodontie, 2. Auflage.

Schlufswort:
Die gegenwärtigen Verhältnisse.

Die Zahl der Zahnärzte im Deutschen Reiche beträgt jetzt ungefähr 3000. Die Ausbildung war bisher noch so, daß nach Erlangung der Primareife eines deutschen Gymnasiums, Realgymnasiums oder einer Oberrealschule drei Jahre Universitätsstudium zu folgen hatten, ehe man sich zur Staatsprüfung melden konnte. Am 1. Oktober 1909 tritt jedoch eine neue Prüfungsordnung in Kraft, wonach als Vorbildung das Maturitätszeugnis und 7 Semester Universitätsstudium gefordert wird. Nach dem dritten Semester ist eine Vorprüfung abzulegen.

Außer den nach diesen Bestimmungen geprüften Zahnärzten gibt es noch solche, die die ärztliche Approbation erworben haben und durch ein einjähriges Fachstudium die Berechtigung erworben haben, sich der zahnärztlichen Prüfung zu unterwerfen. „Spezialärzte für Zahn- und Mundkrankheiten" nennen sich gewöhnlich solche Ärzte, die sich der zahnärztlichen Prüfung nicht unterzogen haben und dennoch die zahnärztliche Praxis ausüben. Ihre Zahl ist nicht groß, da die meisten Ärzte, die es ernst nehmen mit der Spezialität, auch die leichten Bedingungen des zur Erlangung des Titels Zahnarzt erforderlichen Examens gern erfüllen und sich dann meistens als Zahnarzt und Spezialarzt für Zahn- und Mundkrankheiten bezeichnen.

Zum Studium der Zahnheilkunde bieten jetzt unsere Universitätsinstitute gute Gelegenheit. An 18 Universitäten des Deutschen Reiches sind zahnärztliche Institute eingerichtet mit zusammen 30 Lehrern, von denen 20 Professoren sind, und den Lehrern stehen noch Assistenten zur Seite. Man kann wohl sagen, daß alle mit Begeisterung lehren. Im Vergleich zu den Zahnärzten, die vor 1884 studiert haben, wissen die jüngeren Zahnärzte gar nicht, wie glücklich sie sind. Was man früher erst nach und nach in der Praxis wegkriegen konnte, da die Universitäten nicht genügend Gelegenheit zur wissenschaftlichen und praktischen spezialistischen Ausbildung boten, das und noch mehr bringen die Zahnärzte jetzt sogleich in die Praxis mit. Sie können auf der Universität eine festere, sicherere Grundlage ihres Könnens legen, als viele der früheren Zahnärzte als Autodidakten in zehn und mehr Jahren ihrer Praxis erzielen konnten.

Mit den praktischen Leistungen gehen die wissenschaftlichen Hand in Hand. Die in der vorliegenden Geschichte angeführten Bücher sowie die Beiträge in den Fachzeitschriften und die Vorträge geben dafür hinreichend Zeugnis. Die Deutsche Monatsschrift für Zahnheilkunde, das Organ des Central-Vereins, enthält auf jährlich 60 Bogen höchst wertvolle Beiträge. Und die Deutsche Zahnärztliche Wochenschrift, das Organ des Vereinsbundes, enthält außer den Beiträgen über die Standesangelegenheiten auch noch viele wertvolle Mitteilungen praktischer und wissenschaftlicher Art. Außer diesen beiden gibt es im Deutschen Reiche noch 9 andere zahnärztliche Zeitschriften.

Während vor 50 Jahren und noch bis vor 30 Jahren der Zahnersatz die Hauptleistung der Zahnärzte war, erhielt nach der Errichtung der zahnärztlichen Universitätsinstitute die konservierende Zahnheilkunde das Übergewicht. Die jungen Zahnärzte lernten in den neuen Instituten exakt Zähne füllen, pulpakranke und wurzelkranke Zähne behandeln usw., während sie mit der prothetischen Technik nicht so gründlich verfuhren. Aber schon 10 Jahre nach Errichtung der ersten Institute, in Berlin und Leipzig, machte sich in der Prothese wieder ein neuer Antrieb zur Vervollkommnung geltend. Es kamen die Goldkronen und die verschiedenen Porzellankronen in Aufnahme, die präzisere Arbeit verlangten als die in den vorausgegangenen 30 Jahren fast allgemein angewendeten Kautschukgebisse. Aber auch zu den Kautschukgebissen bereitet man den Mund besser vor als früher, man extrahiert unbrauchbare Wurzeln vor dem Einsetzen von Plattengebissen oder füllt solche, die zweckmäßig stehen bleiben. Zum Abdrucknehmen benutzt man fast allgemein den Gips, der noch immer den zuverlässigsten Abdruck ermöglicht.

Dann kamen zu den Kronen die Brücken und die Vervollkommnung der Orthodontie. Zur Herstellung von Metallplatten sind bessere Prägeverfahren (die Differentialhebelpressen, die hydraulische Presse usw.) eingeführt. Das Gießen von Metallstücken, durch Ollendorff verbessert, und das Druckgußverfahren nach Riechelmann und anderen verdient gleichfalls erwähnt zu werden. Nebenbei wird auch in der chirurgisch-zahnärztlichen Prothese Großes geleistet, so daß heute die Zahnprothese mit Einschluß des Gaumen-, Kiefer- und Nasenersatzes und der Orthodontie wieder ebenso große Bedeutung hat wie die konservierende Zahnheilkunde. Die neue Prüfungsordnung verlangt gründlichere Fertigkeit in der prothetischen Technik und in der Orthodontie als die bisherige.

Die konservierende Zahnheilkunde hat sich besonders in der Behandlung der Pulpakrankheiten und der Wurzelkanäle vervollkommnet. Als Hilfsmittel beim Füllen der Zähne kann die Einführung der Bohrmaschine und ihrer verschiedenen Ansatzinstrumente nicht hoch genug geschätzt werden. Ebenso die Anwendung des Speichelgummis.

Ferner wurde die Porzellanfüllung und ihr Surrogat, die Silikatzementfüllung, sowie als letzte hervorragende Neuerung die Goldeinlagefüllung eingeführt. Die Amalgame wurden wesentlich verbessert.

Der chirurgische Teil der Zahnheilkunde hat beträchtliche Fortschritte gemacht mit der Einführung der Wurzelspitzenresektion und mit der Behandlung der Wurzelzysten nach Partsch, ferner durch die operative Zahnregulierung und durch die Einführung der Lokalanästhesie mit Hilfe der Einspritzung von Kokain oder einem diesem ähnlich wirkenden Präparat mit Nebennierenextrakt. Auch die Zahnextraktion, die ja infolge der allgemeinen Verbreitung der konservierenden Zahnheilkunde seltener geworden ist, aber doch noch immer zu oft Anwendung finden muß, ist schonender geworden.

Ganz hervorragend ist der Fortschritt in der Zahnhygiene. Man beschränkt sich nicht mehr auf das Schreiben von Büchelchen über die Zahnpflege, sondern legt energisch Hand an zur Ausführung der bekannten Grundsätze der Zahnpflege. Die Zahnuntersuchungen an fast 250000 Schulkindern, ausgeführt durch die zähe, energische Tätigkeit Röses und mehrerer anderer Zahnärzte, und ebenso die Untersuchungen im Heere haben die Notwendigkeit dargetan, daß etwas zur Bekämpfung der Zahnverderbnis im Volke geschehen muß. Die Krankenkassen müssen die Verpflichtung anerkennen, die Zähne ihrer Mitglieder konservierend behandeln zu lassen. Auf das eifrige Bestreben Jessens sind in mehreren Städten Schulzahnkliniken eingerichtet, die nach allen Berichten segensreich wirken. Am 1. Februar 1909 ist ein „Deutsches Zentral-Komité zur Zahnpflege in den Schulen" begründet worden, deren Ehrenvorsitzender Staatsminister v. Studt und dessen Vorsitzender Staatsminister v. Möller, ist (Stellvertreter Geh. Obermedizinalrat Prof. Dr. Kirchner, Stadtschulrat Dr. Fischer und Prof. Dr. Williger, Schriftführnr Dr. Erich Schmidt und Prof. Hahl). Im Heere werden Zahnärzte angestellt. In den Universitätsstädten wird durch die zahnärztlichen Institute, in manchen anderen Städten durch städtische Polikliniken, die meist durch die uneigennützige Tätigkeit der Zahnärzte gehatten werden, dem minderbemittelten Volke Gelegenheit gegeben, sich zahnärztlich behandeln zu lassen. Die Zahnheilkunde ist heute kein Luxus mehr, sie ist nicht mehr nur wenigen Wohlhabenden zugänglich, nein, auch den Minderbemittelten und den Unbemittelten.

Neben den 3000 Zahnärzten gibt es noch ungefähr 4500 Zahntechniker in Deutschland, die die zahnärztliche Praxis auch ausüben, so gut oder so schlecht es ihnen eben ohne wissenschaftliche Ausbildung möglich ist. Ihre Zahl nahm nach Einführung der Gewerbefreiheit auf ärztlichem Gebiete (1869) schnell zu, während die Zahl der Zahnärzte bis 1884 ziemlich unverändert blieb. Von da an, seit der Gründung der Zahnärztlichen Universitätsinstitute, die zur wissenschaftlichen und praktischen Ausbildung gute Gelegenheit bieten, nimmt die Zahl der Zahnärzte rasch zu, während die Zahntechniker sich nicht mehr so rasch vermehren wie früher. Hoffentlich erweist sich die neue Prüfungsordnung nicht als Hindernis für die weitere Vermehrung der Zahnärzte.

Das Vierteldutzend Handlungen zahnärztlicher Bedarfsgegenstände, das es um die Mitte des vorigen Jahrhunderts in Deutschland gab, ist auf ein paar Hundert angewachsen. Instrumente, Apparate und Materialien, die der Zahnarzt sich früher selbst herstellen mußte, werden ihm jetzt bequem geliefert.

In beachtenswerter Weise vorgeschritten und entwickelt ist endlich das Vereinsleben der Zahnärzte. Dem Vereinsbunde gehören 40 Vereine an, die Gesamtzahl aller Vereine mag etwa 50 betragen. Unsere neueren Errungenschaften werden in den Vereinen durch unmittelbare Mitteilungen von Person zu Person, durch Austausch von Erfahrungen untereinander und durch Vorzeigen neuer und verbesserter Methoden schnell allgemein bekannt gemacht. Zudem ist die Teilnahme an den Vereinen das beste Mittel für den Zahnarzt, seine Berufsgenossen richtig beurteilen und schätzen zu lernen und kollegiale, freundschaftliche Gesinnung gegen sie zu unterhalten. Der Central-Verein Deutscher Zahnärzte hat in diesen Beziehungen während der 50 Jahre seines Bestehens Großes geleistet. Möge er so fortfahren.

Liste der Vorstandsmitglieder von 1859 bis 1909.

Erste Vorsitzende.

Heider 1859—1866.
Leopold 1867—1869.
Klare 1871—1876.
Hartung 1876—1879.
Klare 1879—1885.
Sauer 1885—1889.
Fricke 1889—1891.
Hesse 1891—1900.
Miller 1900—1906.
Walkhoff seit 1906.

Zweite Vorsitzende.

Hering 1859—1867.
Süersen 1867—1874.
Steinberger 1874 bis 1876.
v. Langsdorff 1876 bis 1879.
Niemeyer 1879—1885.
Koch 1885—1889.
Geißler 1889—1890.
Haun 1890—1898.
Miller 1898—1900.
Dieck seit 1900.

Dritte Vorsitzende.

D. Fricke 1865—1867.
Klare 1867—1871.
Tanzer 1871—1872.
Steinberger 1872—74.
v. Langsdorff 1874 bis 1876.
Kleinmann 1876—1883.
Sauer 1883—1885.
Blumm 1885—1886.
Geißler 1886—1889.
Schreiter 1889—1890.
Lustig 1890—1892.
Schneider 1892—1896.
Kirchner 1897—1900.
Römer 1900—1906.
Parreidt seit 1906.

Erste Schriftführer.

Schmedicke 1859.
Kranner 1860—1863.
Süersen 1864—1867.
zur Nedden 1867 bis 1871.
Mühlreiter 1871—1874.
Adelheim 1875—1883.
Parreidt 1883—1884.
Kühne 1884—1885.
Schneider 1885—1889.
Schmidt 1889—1896.
Kirchner 1896—1897.
Albrecht 1897—1902.
Köhler seit 1902.

Zweite Schriftführer.

Lehndorf 1859—1863.
Jantzen 1868—1871.
Schmidt 1888—1889.
Schwartzkopff 1889 bis 1891.
Walkhoff 1891—1892.
Lustig 1892—1893.
Kirchner 1893—1896.
Westphal 1896—1898.
Schwartzkopff 1898 bis 1900.
Köhler 1900—1902.
Schaeffer-Stuckert seit 1902.

Erste Kassierer.

Schulz 1859—1865.
Zeitmann 1865—1872.
Geißler 1872—1874.
Tyrol 1874—1882.
Haun 1882—1890.
Zimmermann 1890 bis 1896.
Blume seit 1896.

Zweite Kassierer.

Reinhardt 1859—1863.
Henrich 1888—1891.
Meder 1891—1893.
Blume 1893—1896.
Zimmermann seit 1896.

Schriftleiter des Vereinsorgans.

Heider 1860.
Heider u. zur Nedden 1861—1866.
zur Nedden 1866 bis 1870.
Mühlreiter 1870—1872.
Baume 1873—1884.
Parreidt seit 1885.

Ehrenmitglieder.

Ed. Albrecht, 1864.
Hering, 1867.
Wedl, 1869.
Zeitmann, 1881.
Schmidt (Hannover), 1885.
Kneisel, 1887.
Bardeleben, 1889.
v. Bergmann, 1889.
Virchow, 1869.
Waldeyer, 1889.
Hartung, 1889.
W. Süersen, 1890.
Partsch, 1895.
Bonwill, 1897.
Schrott, 1897.
Haun, 1898.
Klare, 1900.
Kirchner (Berlin), 1903.
Hesse 1903.
Miller, 1906.

Inhaber der Goldenen Medaille.

Süersen, 1865 u. 1867.
Schrott, 1865.
zur Nedden, 1865.
Baume, 1885.
Herbst, 1885.
Schlenker, 1885.
Klare, 1886.
Ad. Witzel, 1887.
Parreidt, 1888.
Sauer, 1890.
Miller, 1898.
Walkhoff, 1901.
Röse, 1905.

Namen- und Sach-Register.